隐性饥饿

李宁 | 编著　北京协和医院营养科副教授
全国妇联项目专家组成员

  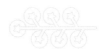

中国轻工业出版社

前言

　　由国家卫生和计划生育委员会组织中国疾病预防控制中心、国家心血管病中心和国家癌症中心的专家发布的《中国居民营养与慢性病状况报告（2020）》，是全国范围的营养调查报告。该报告认为，我国居民膳食营养状况总体改善，但仍存在一些问题。如膳食结构不合理，膳食脂肪供能比持续上升，油、盐摄入量远高于推荐值，而水果、豆及豆制品、奶类消费量不足；部分重点地区、重点人群，如婴幼儿、育龄妇女和高龄老人面临的重要微量营养素缺乏等问题。

　　由以上可见，国人虽然总体营养水平有了很大改善，但仍然普遍存在着微量营养物质缺乏，也就是营养失衡的问题。人体很多慢性疾病，如心脑血管疾病、糖尿病、肥胖、胆囊炎和胆石症、某些癌症等都与营养失衡相关。

　　我们把人体摄入的热量和产生热量的营养物质充足，但微量营养素（即维生素和矿物质）摄入不足的情况称为"隐性饥饿"。可是，为什么在食物如此丰盛的"全民减肥"时代，大家还会陷入"隐性饥饿"中呢？

膳食结构不平衡

　　在物质极其匮乏的时期，很多人都有过挨饿的经历，随着我国经济的高速发展，居民的膳食结构发生剧烈变化，但很多人的饮食观念还停留在物质短缺的年代。

市场上，有琳琅满目的食物可供挑选，但很多人优先选择高热量食物，吃饱了就行。虽然吃得不少，但身体摄入的营养是不全面的，就容易引起隐性饥饿。

制作过程导致营养大量流失

现在颇受大家欢迎的麻辣烫、火锅等，虽然能一次吃到很多营养丰富的食材，但是因为烹饪方式不健康，导致维生素 C 等营养素大量流失。

米淘洗好几次，直到淘米水变清澈，使米中的 B 族维生素流失了。

炒菜时喜欢把油烧到冒烟才下菜，但油温过高，油中的磷脂、不饱和脂肪酸、维生素 E 等营养素很容易被氧化，而且蔬菜中的其他营养素也容易被破坏。

············

食用过多精加工食物

人们为了追求更好的口感和风味，对很多食材进行了精加工处理。谷物粮食的加工越来越精细，其结果是米面越来越白，口感越来越好，但膳食纤维和 B 族维生素越来越少，人们的健康问题越来越多。

像香肠、猪肉脯、牛肉干等食物在制作过程中经过了风干、热烘等流程，造成了营养的大量损失。

············

知道了为什么会出现隐性饥饿，又知道了隐性饥饿的后果，那究竟要怎样做，才能和它说再见呢？要想战胜隐性饥饿，就得在吃饱的基础上掌握合理的膳食结构，按照《中国居民膳食指南》来吃饭，对孩子、孕妇、中年人、老人等相关人群实施营养干预，重点解决微量营养素缺乏、部分人群高热量食物摄入过多等问题，构建低热量、低脂、低糖、高纤的健康饮食结构。

要知道，吃得健康、吃得愉悦是每个人都应重视的事。如有闲暇，不妨亲手做一餐低盐低脂的营养美味，和亲朋好友坐在餐桌前一起享用，这才是食物真正的美好意义所在。

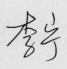

目录

Part

3

有魔力的彩虹饮食法则，
轻松打败隐性饥饿

Part

4

隐性饥饿高发人群，
用膳食维护全生命周期健康

胃虽然饱了，
但你身体里某些地方
可能是饥饿的

当我们饥饿的时候，肠道会咕噜咕噜地叫，有时还会觉得四肢乏力、头晕眼花，这是身体在提醒我们该吃饭了。当身体中轻微缺乏某些维生素、矿物质时，我们是感受不到的，但我们正处于隐性饥饿状态。

隐性饥饿 你是 吗

有资料显示，全球约有 20 亿人正遭受隐性饥饿的困扰，中国约占 3 亿人，这已成威胁人类健康的重要问题。三餐不规律、挑食偏食、一日三餐靠外卖、不注重营养搭配、久坐不动、压力大、睡眠不佳……都容易导致隐性饥饿。回想一下，自己有不良生活习惯吗？如果有，就需要提高警惕了，因为你可能就是隐性饥饿的高危人群。

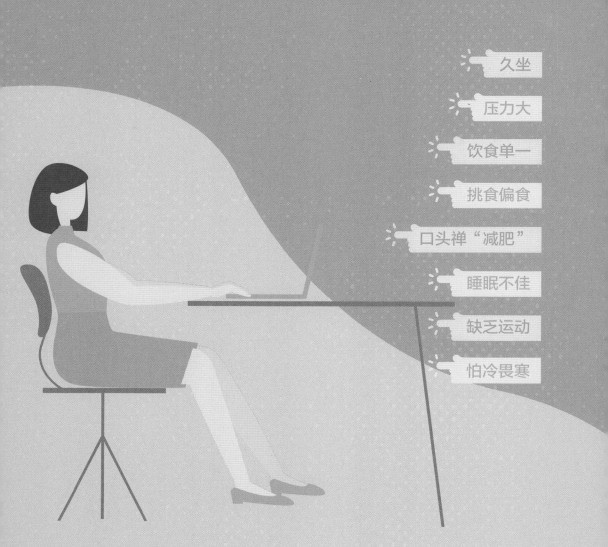

久坐

压力大

饮食单一

挑食偏食

口头禅"减肥"

睡眠不佳

缺乏运动

怕冷畏寒

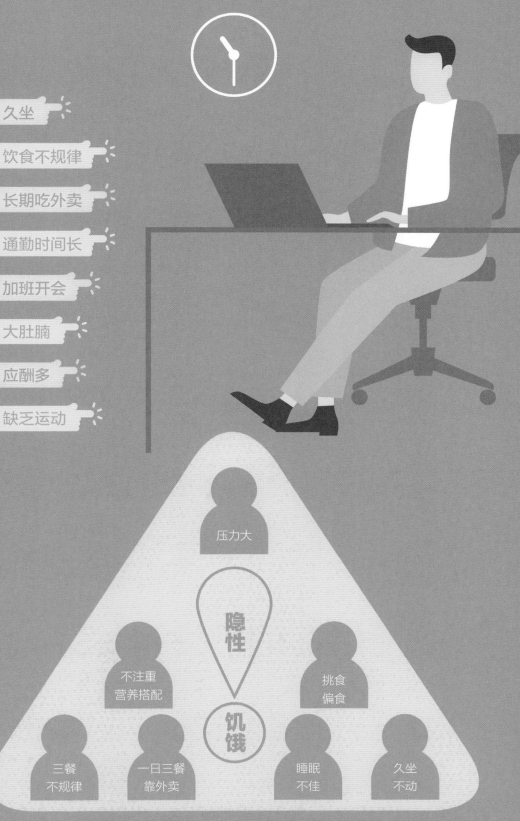

久坐

饮食不规律

长期吃外卖

通勤时间长

加班开会

大肚腩

应酬多

缺乏运动

压力大

隐性

不注重
营养搭配

挑食
偏食

饥饿

三餐
不规律

一日三餐
靠外卖

睡眠
不佳

久坐
不动

隐性饥饿

到底什么是

缺热量

缺碳水化合物

显性饥饿
（热量不足）

缺蛋白质

缺脂肪

明显表现

体重减少
瘦弱不堪
免疫力低下

解决方案

充饥
吃饱

缺维生素

隐性
饥饿

缺矿物质

隐性饥饿是指人体由于营养不平衡或者缺乏某种维生素及人体必需的矿物质，同时又存在其他营养成分（脂肪、碳水化合物等）摄入充分或过量，从而产生隐蔽性营养需求的饥饿症状，重点在营养素摄入不平衡而不是吃得不够。

联合国粮农组织认为，有3亿中国人正在遭受隐性饥饿而不自知。

可能患病

肥胖、癌症、糖尿病、
心血管等慢性病

解决方案

吃对

吃好

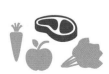

胖子一半以上都是隐性饥饿者

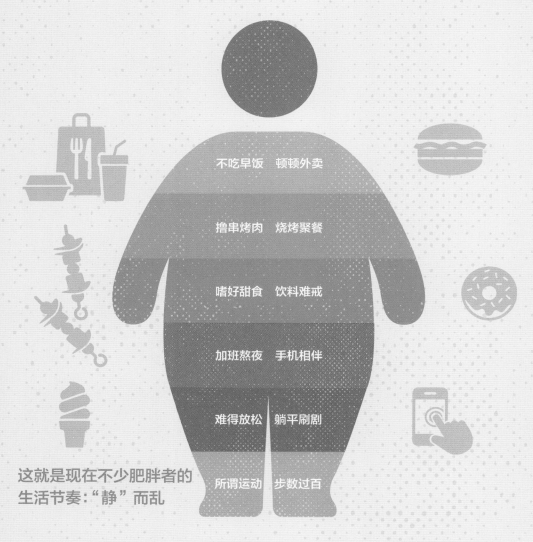

不吃早饭　顿顿外卖

撸串烤肉　烧烤聚餐

嗜好甜食　饮料难戒

加班熬夜　手机相伴

难得放松　躺平刷剧

所谓运动　步数过百

这就是现在不少肥胖者的生活节奏："静"而乱

　　一位成年大胖子，体重 92 千克，身高 174 厘米。但他最近被医生诊断为：营养不良。

　　是的，你并没看错。你单纯地以为胖子必然会"营养过剩"。

　　但实际上，脂肪过剩 ≠ 营养过剩，很大可能是隐性饥饿。

　　胖人可能吃太多糖、脂肪。他的胃被一些高热量垃圾食品占据，反而更可能因营养结构失衡而导致隐性饥饿。

2

容易忽略的营养
与饮食习惯，
直接导致隐性饥饿

请大家停下手中的事情，来回顾一下自己的饮食：肉、油的摄入是否偏高？是否吃了较多的糖和甜食？深绿色蔬菜每天吃了多少？是否偏爱精白米面等精加工食物……膳食结构不合理、烹调方式不正确，加上熬夜等不良的生活方式，都会使维生素、矿物质等营养素摄入不足。而这些营养素的缺乏，使得一些看起来吃得不错的人有可能处于隐性饥饿状态。

隐性饥饿　缺钙

口重盐多易缺钙

现在生活条件好了，很多人不太爱吃素菜，喜欢吃喷香重口的荤菜，可谓是满桌皆为油炸烹炒的肉食，只有少许番茄、几朵西蓝花、几片绿菜叶作"装饰"。这样一来，盐分的摄入量会增加，而盐的主要成分为氯化钠，是钙的"死对头"，它的存在会影响肾脏对钙的重吸收。因此，"少吃盐≈多补钙"绝非虚言。

有些人虽然每天都喝牛奶，可选择的是糖分高、牛奶含量低、食品添加剂多的乳饮料，并非真正的健康奶制品，根本无法满足机体对钙质的需求。还有一些年轻人，经常过量饮酒或碳酸饮料不离手，使得骨密度降低，导致体内严重缺钙。另外，户外运动不够、日照时间不足，也是缺钙的因素之一。

钙元素小档案

钙是人体含量最多的矿物质元素。成年人体内含钙量为1～1.2千克。人体99%的钙存在于骨骼和牙齿中。堪称人体"最硬核"的元素。

符号：Ca

成人推荐每日摄取量：
800毫克；孕期及哺乳期女性1000毫克

主要存在于：奶及奶制品

重点补充人群：
老年人、女性、青少年、儿童、情绪焦虑者、失眠者、痛经者、素食者

缺乏表现：
佝偻病、龋齿、骨质疏松症、发育不良、腿抽筋、失眠、情绪暴躁、注意力不集中、腰背酸痛

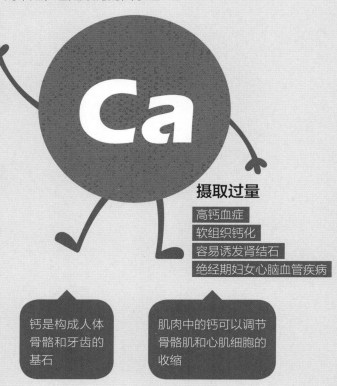

摄取过量

高钙血症

软组织钙化

容易诱发肾结石

绝经期妇女心脑血管疾病

钙是构成人体骨骼和牙齿的基石

肌肉中的钙可以调节骨骼肌和心肌细胞的收缩

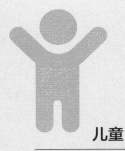

儿童

生长发育速度快，对钙的需要量多；同时胃容量较小，食物摄入少。如果户外活动较少，日照时间不足，更容易缺钙。

女性

女性在经期，由于激素水平变化和失血，会导致钙流失。孕期，胎宝宝会从母体争夺大量的钙来满足自身的需要，如果孕妈妈钙储存不足，则容易缺钙。处于绝经期的女性，由于雌激素分泌减少，钙流失会加快，易引起骨质疏松症。

青少年

由于青少年处于生长发育阶段，对钙的需求量比较大，若钙摄入不足，则容易缺乏。

速看！
你是钙缺乏的高发人群吗

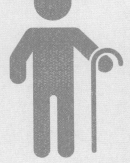

老年人

40 岁之后，人体对钙的吸收率会逐年下降。随着年龄增长，老年人的胃肠道及肾脏对钙的吸收能力逐步下降。因此老年人非常容易缺钙。

素食者

素食者以植物性食物为主，植物性食物存在较多影响钙吸收的因素，如草酸、植酸、多酚类、膳食纤维等，容易导致钙吸收率下降。特别是纯素食者，不进食牛奶及奶制品，则更容易缺钙。

喝奶，补钙最便捷的方法

牛奶中的钙含量较高，而且容易被人体吸收，补钙效果好。此外，还可以多吃一些奶制品，比如酸奶、奶粉、奶酪等。乳糖不耐受的人，可以用酸奶代替牛奶补钙，酸奶最好选择无糖的原味酸奶，以减少添加糖摄入。

豆制品、绿叶菜等含钙食物巧补钙

除了奶及奶制品，瘦肉、海产品、豆制品、绿叶菜也是膳食补钙的重要来源。绿叶菜的钙含量多在 50 ~ 180 毫克 /100 克，如小油菜、小白菜、芹菜等不但含钙，还含有大量的钾、镁，可减少钙的流失。但要注意，有的绿叶菜含较多草酸，可以焯水后烹调食用，以免影响钙吸收。绿叶菜中的维生素 K 是骨钙素的形成要素。

此外，坚果含有铁、磷、镁、硒等矿物质，能增加骨密度，对补钙和健骨有事半功倍的效果。

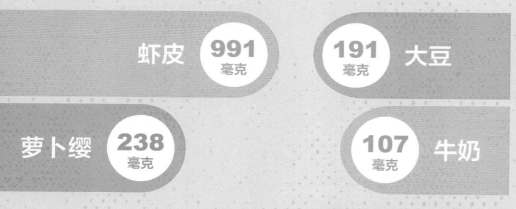

虾皮 **991** 毫克　　**191** 毫克 大豆

萝卜缨 **238** 毫克　　**107** 毫克 牛奶

注：常见食物中的含钙量（每 100 克可食部）

协和营养师说

促进钙吸收小提示

1 少吃盐，多食醋，对提高钙的利用率有利。

2 钙和维生素 D 同补。维生素 D 能全面调节钙代谢，维持血中钙和磷的正常浓度。维生素 D 在食物中含量不多，可以通过晒太阳来提升体内维生素 D 的转化，促进钙吸收。

正确补钙，需要助手帮忙

蛋白质
促使钙更好地被人体吸收

维生素 K
促使钙沉积到骨骼中，提高补钙效果

蛋白质推荐食物：
瘦肉、鱼、虾、鸡蛋等。

维生素 K 推荐食物：
西蓝花、紫甘蓝等。

促进钙吸收

维生素 C
有利于膳食钙的离子化，促进钙的吸收

镁
使钙均衡地分配

镁推荐食物：
杏仁、花生、紫菜、全麦制品。

维生素 C 推荐食物：
甜椒、猕猴桃、鲜枣、橙子等。

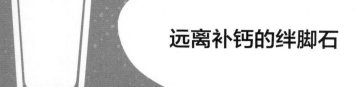

远离补钙的绊脚石

钠

盐的摄入越多，尿中排出的钙就越多。要少吃盐分多的食物，比咸菜、酱菜、腐乳等。

磷酸

磷酸会降低钙的吸收利用率，日常要少吃富含磷酸的食物，如加工肉制品、可乐等碳酸饮料。

饱和脂肪

饱和脂肪会干扰钙的吸收，因此富含饱和脂肪的食物要少吃，比如肥肉、黄油等。

咖啡因

过量的咖啡因会加速钙的流失，每天咖啡因的摄入量应控制在 200 毫克内，即约 350 克现煮咖啡。

 **辟谣微课堂**

喝骨头汤补钙

实验证明，在高压锅蒸煮骨头 2 小时之后，骨髓里面的脂肪溶出，汤里面的钙却很少。因此单纯靠喝骨头汤绝对达不到补钙的目的，喝多了还容易长肉。

吃全谷杂粮影响钙吸收

由于全谷杂粮中含有较高水平的植酸，很多人担心食用过多会影响钙、铁等的吸收。其实，提前浸泡一下就能降低其中植酸含量。另外，制作全麦馒头、全麦面包、杂粮发糕等食物，也可以通过发酵处理去掉植酸，提高矿物质利用率。此外，全谷杂粮本身就比精白米面所含的钙、镁、铁等元素多，即便吸收利用率稍低一些，总量仍然较高。因此，常吃五谷杂粮，并不会对钙吸收造成严重影响。

补钙，每天一杯牛奶就够了

牛奶中的钙含量丰富，每 100 克纯牛奶中钙含量为 107 毫克。但是，每天仅仅一杯牛奶，是无法满足人体对钙的需求的。

因此，在不影响其他食物摄入的前提下，每天最好喝 2 杯（500 克）牛奶。同时在选择其他食物时也可以挑一些含钙高的，比如油菜、豆腐等。

协和营养师说

虾皮补钙要注意去咸味

虾皮含钙量很高，每 100 克含近 1000 毫克钙，吃 25 克虾皮可以获得约 250 毫克钙。但是虾皮太咸，容易无意间摄入过多的盐，吃之前可以用温水泡 2 小时以上，多次清洗后加入醋食用，以减少盐的摄入。而加醋有利于钙的溶出。

重点人群补充方案

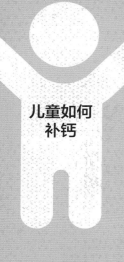

儿童如何补钙

1　正常足月的婴儿出生后头 6 个月不用额外补钙。由于婴儿晒太阳少，缺乏维生素 D，所以需要在医生指导下合理服用维生素 D，以促进钙的吸收。

2　对于 7 ~ 12 月龄婴儿，坚持母乳喂养很重要，每日奶量补充在 600 ~ 800 毫升。为了保证婴儿摄入充足的钙，婴儿 7 月龄（满 180 天）时，在保证母乳喂养的基础上要及时添加富含钙的辅食。

3　儿童期补钙，仍然要注意牛奶的摄入量。虽然儿童已经可以吃各种辅食了，但牛奶及奶制品对于钙的贡献是不容忽视的。建议让儿童从小养成喝奶的好习惯，每天保持 400 ~ 500 克牛奶或其他等量的奶制品，并一直坚持。

4　维生素 D 对于促进钙吸收是非常重要的，让孩子多进行户外活动。如果日晒不足可以适当补充维生素 D 制剂。

1　如果孕妈妈受食量的限制，不能从食物中摄入足量的钙，可遵医嘱从孕中期开始补充钙剂。

2　空腹补钙对胃有一定的刺激，也会消耗胃酸影响消化。而且，钙质容易与食物中的油类结合形成皂钙，易导致便秘，跟草酸结合形成草酸钙，容易形成结石。所以最好是饭后半小时再喝牛奶或者吃钙片。

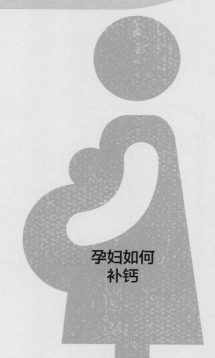

孕妇如何补钙

1 老年人如果出现骨质疏松，最好在医生的建议下正确补钙，谨防高钙血症或者肾结石的发生。

2 对于老年人来说，早晚各一杯酸奶或者牛奶，或者是早上一杯牛奶、晚上一杯酸奶是较为理想的。

3 建议老年人在日常饮食中选择紫菜、虾皮、鸡蛋、豆腐等进行搭配，既容易咀嚼消化，又含有丰富的钙质。

4 摄盐过多会增加钙的流失。每天摄盐量不超过6克，如果患有高血压、血脂异常，盐量每天应该控制在5克以下。

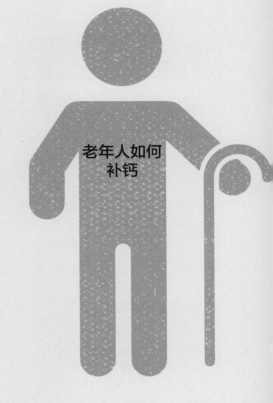

老年人如何补钙

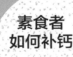

素食者如何补钙

如果是蛋奶素，奶及奶制品是素食者补钙的优选，对预防钙质缺乏、骨质疏松等有不可替代的效果。素食者每天牛奶的摄入量要达到500克。可以在早餐后饮用200～250克的牛奶，午餐后加100～125克的酸奶。晚餐后再喝125克的牛奶或酸奶。另外，大豆（黄豆、青豆、黑豆）也富含钙质，也可以常吃大豆及其制品来补充钙质，特别是全素者，日常饮食更要重视豆制品的补充。

隐性饥饿　缺铁

不爱吃肉、不吃早餐，易贫血

　　现代人的健康意识逐渐增加，为了维持健康的体重，减少了肉类摄入，但有时限制过狠，忽视了营养素的基本保证。还有的年轻人"朋克养生"，保温杯里泡着枸杞子，打着最热的游戏，追着最火的剧，熬着最深的夜，早上困倦起不来，不吃早餐。这些不良习惯都会导致铁损耗增加。

　　还有的人对食物中的铁不能有效地吸收，比如胃酸缺乏时，就会影响铁的吸收利用。还有一些疾病会导致慢性出血使铁丢失过多，如消化道出血、女性月经量过多等。这些因素也会造成身体缺铁。

铁元素小档案

铁是人体含量最多的微量元素，男性每千克体重约 50 毫克；女性每千克体重约 35 毫克。铁是构成血红蛋白的重要原料，血红蛋白负责运送氧气到人体需要的地方。当人体铁不足时，会影响血红蛋白的合成，导致贫血。

符号：Fe

成人推荐每日摄取量：
男性 12 毫克；女性 20 毫克；孕早、中、晚期分为别 20 毫克、24 毫克、29 毫克

主要存在于：动物性食物

重点补充人群：
贫血者、儿童、青少年、女性、素食者、运动员、老年人、长期大量喝咖啡和浓茶者

缺乏表现：
面色苍白、怕冷、头晕目眩、呼吸困难、指甲容易断裂、免疫力降低、食欲缺乏、贫血

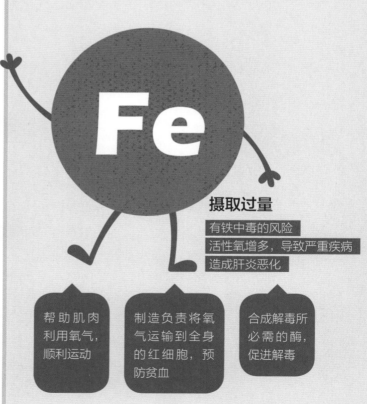

摄取过量
有铁中毒的风险
活性氧增多，导致严重疾病
造成肝炎恶化

帮助肌肉利用氧气，顺利运动

制造负责将氧气运输到全身的红细胞，预防贫血

合成解毒所必需的酶，促进解毒

儿童

出生6个月后，出生时从母体携带的铁已经基本消耗殆尽，如不及时补铁，很容易发生缺铁而导致缺铁性贫血。幼儿期由于生长发育新陈代谢快，有的孩子还挑食偏食，很容易缺铁。

女性

每个月的生理期都会流失一定量的铁，容易造成铁缺乏。孕期和哺乳期女性需要供给自己和宝宝，更容易缺铁。

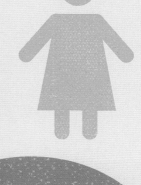

老年人

随着年纪的增长，对铁的吸收利用率降低，加上活动量减少，还有胃酸缺乏等，容易造成缺铁。

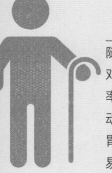

速看！
你是铁缺乏的高发人群吗

运动员

由于运动量过大、营养补充不合理及运动导致的红细胞破坏增加等，运动员易发生缺铁、贫血。

长期大量喝咖啡、浓茶者

咖啡可抑制铁吸收；浓茶所含的鞣酸与铁结合会形成难以溶解的物质，影响铁吸收。

素食者

铁元素主要存在于动物性食物中，长期吃素容易缺铁。

补铁首选动物性食物

铁在食物中的形态有两种，一种是血红素铁，存在于动物性食物中；另一种是非血红素铁，存在于植物性食物。相比而言，血红素铁更容易被人体吸收。因此，补铁应该首选动物性食物，比如牛肉、动物肝脏、动物血等。一般来说，肉类的颜色越红，所含血红素铁就越多，动物的心、肝、肾等内脏和动物血中所含的血红素铁最为丰富。

植物性食物中铁的吸收率比动物性食物低，而且所含的植酸、草酸等也会影响铁的吸收，补铁效果不是很理想。但是一些含铁量比较高的植物性食物可以作为补铁的次要选择，如菠菜、芹菜、油菜、苋菜、韭菜、芝麻、木耳、樱桃、橙子等。

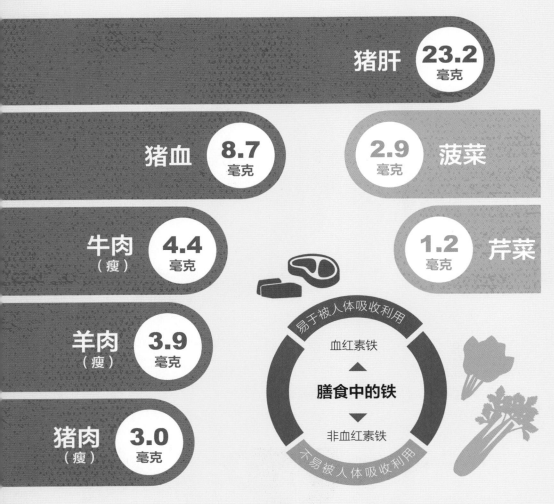

猪肝 **23.2** 毫克

猪血 **8.7** 毫克

2.9 毫克 菠菜

牛肉（瘦） **4.4** 毫克

1.2 毫克 芹菜

羊肉（瘦） **3.9** 毫克

易于被人体吸收利用

血红素铁

▲

膳食中的铁

▼

非血红素铁

不易被人体吸收利用

猪肉（瘦） **3.0** 毫克

注：常见食物中的含铁量（每100克可食部）

补铁得分清"敌友"

维生素 C

维生素 C 可以将食物中的三价铁还原成二价铁，能更好地促进肠道对铁的吸收，帮助制造血红蛋白，增加人体对铁的吸收。

促进铁吸收

优质蛋白质

优质蛋白质，如鸡蛋清、瘦肉等，可以促进铁的吸收，也为人体合成血红蛋白提供必需的材料。

浓茶、咖啡

茶叶中含有大量的鞣酸等物质，咖啡中含有多酚类物质，经常饮用浓茶和咖啡会妨碍人体对铁的吸收。

妨碍铁吸收

过量膳食纤维

膳食纤维不要过量摄入，否则会影响微量元素的吸收利用，其中包括铁的吸收。

3 大常见补铁食材，补血很轻松

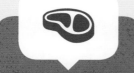

牛肉

深红色的牛肉富含血红素铁，每100克含有 4.4 毫克铁，是补铁的良好选择。

动物肝脏

肝脏为动物的造血器官，血细胞丰富，是公认的补铁佳品，含铁量高且易消化吸收。

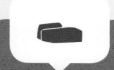

动物血

如每 100 克鸭血含铁 30.5 毫克，每 100 克猪血含铁 8.7 毫克，且为血色素铁，吸收率高。动物血还有一大优势，就是胆固醇含量低。

辟谣微课堂

铁锅炒菜补铁

铁锅炒菜时可能产生的铁屑是三价铁，很稳定，难被人体吸收。所以，铁锅炒菜并不能有效补充铁元素。

吃鸡蛋可以补充铁元素

鸡蛋虽说含有铁元素，但是鸡蛋里的卵黄高磷蛋白会抑制铁元素的吸收，所以吃鸡蛋补铁效果一般。

菠菜含铁量高，补铁效果很好

事实上菠菜的含铁量为每100克含2.9毫克，与动物血和瘦肉相比并不突出。除此之外，吸收率仅为5%。日常人们说吃菠菜对补铁补血有好处，主要是因为含有对造血有好处的叶酸。另外，菠菜富含维生素C，有利于铁吸收。但补铁效果不及动物性食物。

吃红枣、红糖补铁补血

我国民间一直流传着吃红枣或红糖等这些"红色"食品补血的说法。其实"补铁"和"补血"并不完全是一个概念。值得一提的是，红糖和红枣的含铁量并不高，而且它们所含的都是非血红素铁，吸收率较低，并不是补铁佳选。

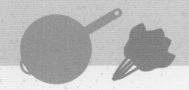

协和营养师说

烹饪讲究这3点

1 主食选发酵食品，其中的铁比较容易吸收，因此，馒头、发糕、面包要比面条、烙饼、米饭更适合补铁。

2 去草酸，铁吸收更好。吃叶菜时，先用水焯一下，去掉大部分草酸，更有助于铁吸收。

3 荤素搭配，能提高植物性食物铁的吸收率，而且新鲜蔬果含丰富的维生素C，可以促进铁吸收。

食物补不够，铁剂来帮忙

1 可以选择有机铁，有机铁对胃肠道的刺激相对较小。同时注意铁剂的含铁量，含铁量高的铁剂小剂量就可以满足需要。比如，琥珀酸亚铁、富马酸亚铁、多糖铁复合物、甘氨酸螯合铁等。

2 从小剂量开始、两餐间服用铁剂。补铁时应注意，开始用小剂量，让胃黏膜逐渐适应铁剂的刺激，数日后再遵医嘱增加剂量，不可擅作主张随意增加服用剂量。盲目加大补铁剂量会导致铁中毒，表现为头晕、恶心、呕吐、腹泻、腹痛甚至休克。另外，应该在血红蛋白水平正常后继续补铁2个月，以恢复机体的储存铁水平。

3 补铁应避开影响铁剂的药物和饮食。西咪替丁、丙谷酰胺、溃疡平等抗酸药，以及小苏打、复方氢氧化铝、氨茶碱、氢氧化铝等碱性药物都会影响铁的吸收，如需同服，要错开1～2小时。高脂食物、高钙食物、碳酸饮料等也会影响铁剂吸收，应避免同时服用。

重点人群补充方案

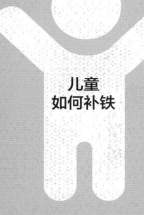

儿童如何补铁

1 提倡母乳喂养，母乳中的铁利用率高。如有条件，至少母乳喂养6个月。

2 满6个月及时添加辅食，首先添加铁强化米粉。随着辅食种类的增加，可以选用肉泥／肉末、肝泥／肝末、绿叶菜泥或菜碎等。

3 儿童期要培养不挑食、不偏食的好习惯，注意食物的营养均衡。鼓励吃新鲜蔬果，以促进铁的吸收。

4 如果孩子挑食严重，或者饭量很小，且经过医生检查，明确诊断为贫血，可以补充铁剂。一般来说，每天每千克体重补充铁2～6毫克，两餐之间服用，每天1次。

1 多食含铁丰富的食物。动物肝脏、动物血、瘦肉等应搭配食用。

2 可以使用孕期复合营养补充剂来预防缺铁性贫血，但其中的铁含量不算高，如果已经出现贫血，应在医生指导下使用铁剂治疗。并在贫血纠正后继续使用一段时间。

3 哺乳期女性每天宜摄入24毫克铁。建议将富含血红素铁的肉类分散到三餐中，如中午吃肉包子，晚上吃炒肉丝，少量多次吃肉既能补铁，还可减轻消化系统负担、提高蛋白质利用率。

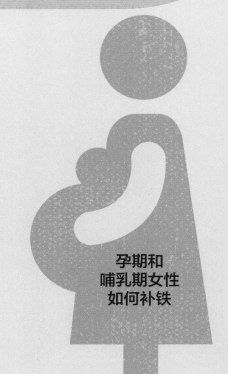

孕期和哺乳期女性如何补铁

1 老年人贫血一定要查明原因，不要盲目补铁。除了缺铁性贫血，还有巨幼细胞贫血、溶血性贫血、再生障碍性贫血等。如果盲目补铁，不但不利于病情的好转，还可能影响健康。

2 在补铁的同时要预防肥胖。补铁时，会食用一些动物性食物，由于老年人的运动量偏少，容易出现肥胖，从而引发高血压、糖尿病等多种疾病。因此，应控制动物性食物的进食量，并要适当加强运动，预防肥胖。

3 多吃富含维生素 C 的食物。对老年人来说，由于胃酸分泌不足，植物性食物如菠菜、油菜、大白菜等含的铁更不易被吸收，因为三价铁只有在酸性环境下中才容易转变成二价铁。因此，如果老年人想达到较好的补铁效果，可吃些酸枣、柿子椒等含维生素 C 高的食物。

4 老年人服用补铁保健品应慎重。铁元素补充过多，会引发多种疾病，如心脏和肝脏疾病等。肝脏是储存铁的主要部位，补铁过多易伤肝。

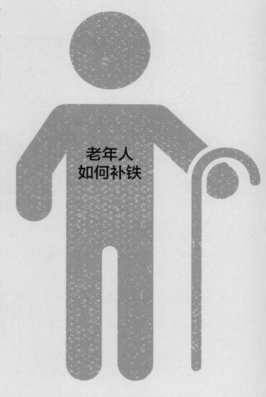

老年人
如何补铁

素食者
如何补铁

素食者无法从肉类中获得血红素铁，应多选择富含铁的植物性食物，瓜子、榛子、芝麻等坚果种子类富含铁，对健康也很有好处。同时多吃富含维生素 C 的蔬果，以促进铁的吸收。如有必要，在医生或营养师指导下服用铁剂，以防补充过量。

隐性饥饿　缺锌

不爱吃动物性食物，易缺锌，影响食欲和生长

　　有的人挑食、偏食，不爱吃动物性食物，以含有大量植酸和膳食纤维的植物性食物为主，导致锌摄入不足；有些人出汗多，大量的锌会从汗液中流失。缺锌会使人食欲缺乏，味觉减退，生长发育迟缓。

锌元素小档案

锌是体内多种酶的组成成分或激活剂，参与蛋白质和核酸的合成。也会影响免疫功能以及某些激素的分泌。成年人体内含锌为 2 ~ 3 克，男性多于女性。

符号：Zn

成人推荐每日摄取量：
男性 12.5 毫克；女性 7.5 毫克；孕妇 9.5 毫克；乳母 12 毫克

主要存在于：海鲜和肉类

重点补充人群：
偏食者、免疫力低下者、儿童、青少年、素食者、孕期和哺乳期女性、老年人、饮酒者

缺乏表现：
免疫力低下、食欲减退、生长发育障碍、脱发、味觉及嗅觉障碍、异食癖

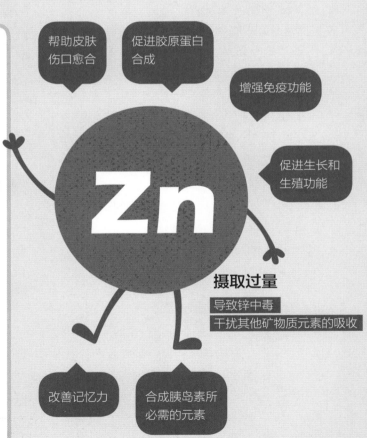

帮助皮肤伤口愈合

促进胶原蛋白合成

增强免疫功能

促进生长和生殖功能

摄取过量
导致锌中毒
干扰其他矿物质元素的吸收

改善记忆力

合成胰岛素所必需的元素

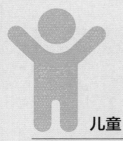

儿童

孩子生长发育迅速，对锌的需求量相对较高。满6个月后，若不及时添加含锌的辅食或辅食中含锌量不够，易出现锌缺乏。还有些孩子，从小就不爱吃肉类、蛋类，也非常容易缺锌。

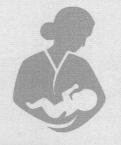

孕期和哺乳期女性

孕期和哺乳期女性自身锌元素消耗增加，需要摄入更多的锌来满足胎儿、婴儿的生长发育，因此容易导致锌缺乏。

速看！
你是锌缺乏的高发人群吗

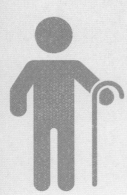

老年人

有些老年人为了预防慢性病，不敢吃动物性食物，一味追求清淡、少油，导致锌缺乏。

素食者

锌主要存在于动物性食物中，而素食者日常膳食以植物性食物为主，拒绝吃肉、蛋、奶及其制品。另外，植物性食物中所含草酸、植酸、膳食纤维等会干扰锌的吸收，也是导致素食者缺锌的原因之一。

饮酒者

酒中的乙醇会增加人体对锌的排泄，因此常饮酒者容易锌缺乏。

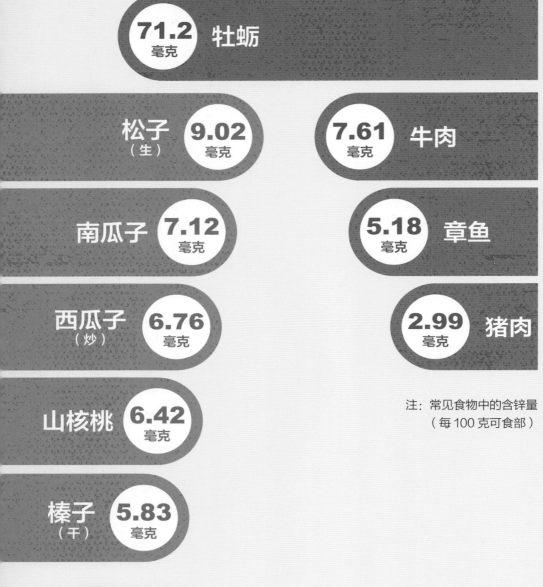

71.2 毫克　牡蛎	
松子（生）**9.02** 毫克	**7.61** 毫克　牛肉
南瓜子 **7.12** 毫克	**5.18** 毫克　章鱼
西瓜子（炒）**6.76** 毫克	**2.99** 毫克　猪肉
山核桃 **6.42** 毫克	
榛子（干）**5.83** 毫克	

注：常见食物中的含锌量
（每100克可食部）

补锌的好选择

　　海产品是补锌的好选择。锌的来源广泛，如海产品、肉类、豆类、花生、芝麻酱、栗子、核桃等，尤以海产品中含量最为丰富，特别是牡蛎、扇贝、蛤蜊等。植物性食物中的锌往往受膳食纤维、植酸等的影响而不易被人体吸收，因此补锌应首选动物性食物。

　　红肉中的锌含量普遍高于白肉，所以平时可多摄取牛肉等红肉来补锌。

辟谣微课堂

孩子一出生就得补锌，不然会影响长个儿

有些家长认为孩子一出生就得补锌，不然会影响身高。事实上，这种做法是错误的。宝宝在哺乳期一般无须补锌，正常的母乳和配方奶都可以为宝宝提供足够的锌，如果此时确实存在锌不足，也可以让乳母补锌。宝宝开始吃辅食后，如果饮食不均衡，则可能缺锌。

缺锌手上会长倒刺

手上长倒刺，跟缺锌关系不大。主要是因为指甲周围的皮肤过于干燥，导致角质层与下面的皮肤分离而形成了倒刺。

补充含多种元素的锌制剂

有些人觉得既然缺锌了，那就补充钙铁锌合剂，以为可以一次同时补充几种营养素。其实钙、铁、锌在胃肠道会有拮抗作用。也就是说它们互相竞争，影响彼此的吸收。所以，家长在为宝宝选择补锌产品时，最好选择单纯锌制剂。

● 协 和 营 养 师 说 ●

少吃精白米面

日常主食不要过于精细，因为谷物在精细加工过程中会造成锌的大量损失。比如小麦加工成精白面粉后会损失 80% 的锌。因此，大家可以选择适量比例的粗粮。粗粮中不仅锌含量高于细粮，其他微量营养素也比细粮要高。

重点人群补充方案

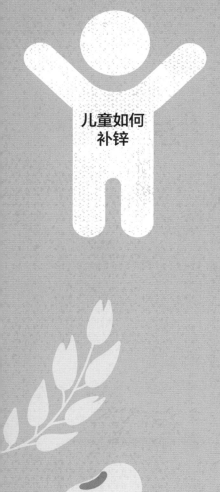

儿童如何补锌

1 初乳含锌量高，妈妈一定要珍惜这些珍贵的"天然补锌佳品"。产后 30 分钟及早开奶，让宝宝尽早吸吮。

2 提倡母乳喂养，母乳中锌的吸收率高。至少母乳喂养 6 个月，然后逐渐改用代乳品喂养，如果有条件，尽量坚持母乳喂养到 2 岁或更长。妈妈在均衡饮食的前提下，多补充高锌食物就能保证宝宝的锌需求。

3 7 ~ 12 个月的宝宝需要及时添加富含锌的辅食。辅食添加初期，可选择强化锌的米粉及瘦肉。

4 1 ~ 2 岁的宝宝增加海产品摄入量。可适当增加牡蛎、扇贝、蛤蜊等的摄入，以每日 40 ~ 75 克为宜。注意将海鲜切碎煮烂，以易于咀嚼、吞咽和消化，特别注意要完全去皮、除骨、去壳。

5 3 ~ 6 岁的宝宝逐渐增加粗粮的摄入。这一年龄段的宝宝，在增加海产品摄入量的基础上，逐渐增加主食中粗粮的比例，如燕麦、杂豆等。未加工过或半加工的粗粮保留了大部分锌，补锌效果优于精加工谷物。

孕妇作为特殊群体，对锌的需求量增加，每天需补锌 9.5 毫克。但是否缺锌，还需要进行个体化判断。如果怀疑锌缺乏，应在产科医生或营养师指导下选择锌制剂。也可以使用含锌的孕期复合补充剂进行预防性补充。

哺乳期女性每天锌的摄入量应为 12 毫克。如果每日能吃 2 份（每份以 85 克计）手掌大小的瘦肉或海鲜，1 ～ 2 杯（300 ～ 500 克）牛奶，一把坚果，100 克全谷物，就能达到推荐摄入量。有缺锌风险的妈妈（如素食主义者）和宝宝（早产、过敏、严重腹泻等）需遵医嘱服用锌制剂。

孕期和哺乳期女性如何补锌

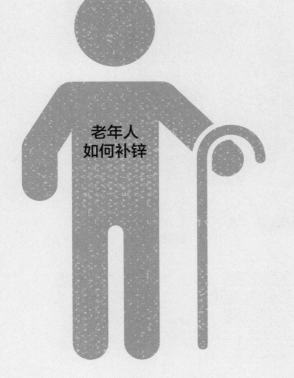

老年人如何补锌

很多老年人会出现味觉衰退，锌缺乏也易引起味觉障碍，可以多吃补锌的食物，如牡蛎肉、牛肉、核桃、榛子、香菇等。此外，味蕾对于酸味的感受退化最慢，因此在烹调时，可以加点柠檬汁、番茄、酸梅汁、醋等以提高食欲。

隐性饥饿　缺碘

处于低碘环境、海产品摄入少，最易缺碘，可能导致甲减

　　唐朝诗人王维曾写诗"地多齐后疟，人带荆州瘿"，宋朝陆游也曾在诗中写道"（夔州）行人十有八九瘿，见惯何曾羞顾影。"由此可见，唐宋时期的荆州、夔州，出现了很多"大脖子病"（地方性甲状腺肿）患者，这是由于外环境中碘缺乏所致。现在，在一些内陆地区，也有些人因为海产品摄入极少、饮食不均衡，出现了缺碘性甲状腺肿大。另外，还有一些人抗拒吃碘盐，也可能会导致碘缺乏。

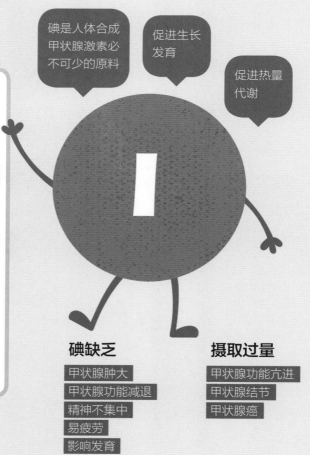

碘元素小档案

碘是人体必需的微量元素，也是合成甲状腺激素的重要原料。

符号：I

成人推荐每日摄取量：
120 微克；孕期女性 230 微克

主要存在于： 海产品

重点补充人群：
婴幼儿、孕妇、乳母、老年人、低碘地区居民

缺乏表现：
甲状腺肿大、发育迟缓、智力障碍、胎儿发育不良

碘是人体合成甲状腺激素必不可少的原料

促进生长发育

促进热量代谢

碘缺乏
甲状腺肿大
甲状腺功能减退
精神不集中
易疲劳
影响发育

摄取过量
甲状腺功能亢进
甲状腺结节
甲状腺癌

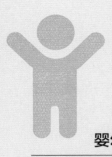

婴幼儿

中国营养学会强调，婴幼儿应减少盐的摄入量（7 ~ 24个月每天 0.9 ~ 1.8 克，2 ~ 5岁每天 3 克），但这可能会同时减少碘的摄入，加之饮食单一，则可能引起碘缺乏。

低碘地区居民

人体碘摄入，主要源自食物和水。人体是否缺碘，跟所生活的外界环境有关。一般河流的下游、低洼地带属于高碘地区，干旱地区、高海拔地区属于低碘地区。生活在低碘地区，很容易导致身体缺碘，引发甲减、地方性甲状腺肿等疾病。

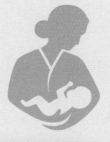

孕期和哺乳期女性

孕期和哺乳期女性需要供给两个人，如果日常补碘不充分，容易造成碘缺乏。

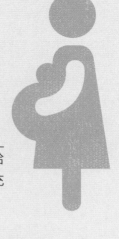

速看！
你是碘缺乏的高发人群吗

协和营养师说

人体的碘从哪里来

　　碘广泛存在于自然界的土壤和水中，植物从土壤和水中吸收碘，使碘初步聚集在植物中；动物主要以植物为食，又让碘进一步聚集在自己体内；人以动植物为食，从中获取碘。由此可见，动物性食物中含碘量通常高于植物性食物，其中蛋类食物含碘量又高于肉类。海水中含碘量较高，所以海产品的含碘量高于非海洋性食物。

怎样获取足够的碘

中国营养学会建议成年人每日碘摄入为 120 微克。日常的碘大部分由碘盐来提供，其余的碘来自食物和饮水。目前我国碘盐中含碘量为 20 ~ 30 微克 / 克。如果按照每天摄入 6 克盐计算，则每日从碘盐中获取的碘量为 120 ~ 180 微克。但由于碘盐在烹饪过程中会有损失，有研究认为，烹饪中碘损失为 25% ~ 67%，所以每日从碘盐中摄入的碘并不超标。如果加上食物和水中所含的碘，每日膳食碘摄入量基本达到建议量。

日常食物中，海产品的含碘量最高，如海带、紫菜、海鱼、干贝、海参、海蜇等。陆地动物性食物高于植物性食物，蛋、奶含碘量相对较高，其次为肉类，植物性食物含碘量最低。

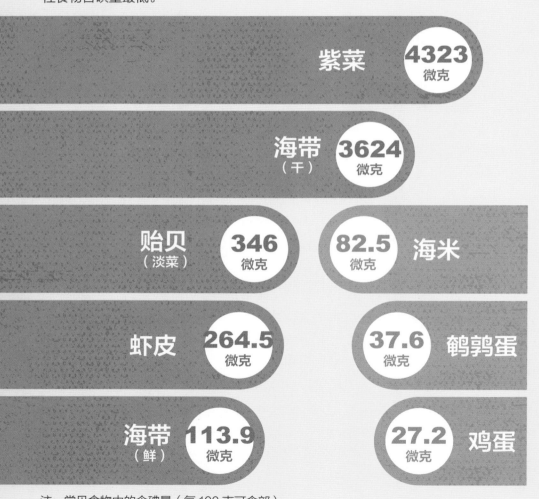

食物	含碘量
紫菜	4323 微克
海带（干）	3624 微克
贻贝（淡菜）	346 微克
海米	82.5 微克
虾皮	264.5 微克
鹌鹑蛋	37.6 微克
海带（鲜）	113.9 微克
鸡蛋	27.2 微克

注：常见食物中的含碘量（每 100 克可食部）

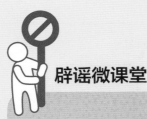

辟谣微课堂

碘缺乏消除后，就不必再继续吃碘盐了

碘缺乏跟生活环境中缺碘有关，如果环境中碘含量不足，在此居住的人们碘摄入就会不足。只要在此地长期居住，就要持续补碘，食用碘盐。

出现"大脖子"，就是缺碘了

不少人脖子出现粗大，就认为是缺碘了。其实，缺碘只是一个方面，也有可能是由于遗传、感染、压力等导致甲状腺炎或颈部炎症，应去医院做专业诊断。

重点人群补充方案

孕期和哺乳期女性如何补碘

孕妇对碘的需求增加，要摄入含碘丰富的海产品，比如海带、紫菜、裙带菜等。一般情况，坚持食用碘盐，每天盐量控制在 6 克内。如孕期检查甲状腺功能异常，需在内分泌科医生和产科医生的共同指导下用药及进行饮食调整。

哺乳期女性每天应摄入 240 微克碘，应选用碘盐烹调食物，适当增加海带、紫菜、海鱼、贝类等富含碘的海产品的摄入。

儿童如何补碘

孩子补碘要注意烹饪方式，清淡、软烂、少渣是婴幼儿饮食的要点。对海产品过敏的孩子可以通过鸡蛋、鹌鹑蛋、奶制品、瘦肉等来补充。

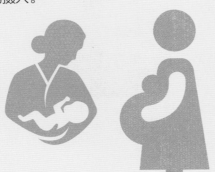

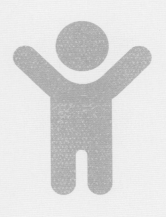

维生素

隐性饥饿 缺维生素A

黄绿色蔬果摄入不足，夜间视力易降低

现在，大家的生活节奏快，没时间做饭，经常点外卖或在外就餐。可是一大碗面和一份炒饭里只有少量起点缀效果的蔬菜。还有的人为了瘦身减脂，长期吃一些脱脂类的乳产品或长期吃素，这些都有可能导致机体缺乏维生素A。

维生素A小档案

维生素A又名视黄醇，是第一个被发现的脂溶性维生素。维生素A是保护视力的关键营养素，在维持色彩识别和夜间视力功能方面尤为突出。

成人推荐每日摄取量：
男性800微克；女性700微克

主要存在于：动物肝脏

重点补充人群：
婴幼儿、孕妇、长时间使用电脑者、酗酒者

缺乏表现：
暗视力障碍、夜盲症、眼睛干涩、皮肤干燥、免疫力下降、生殖能力下降、角膜软化、生长发育障碍

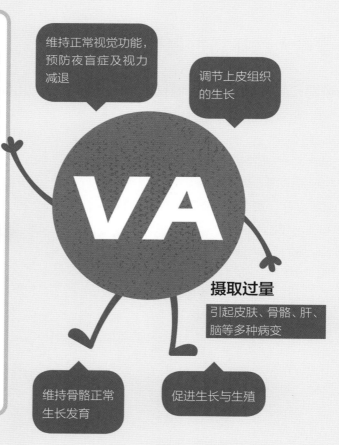

维持正常视觉功能，预防夜盲症及视力减退

调节上皮组织的生长

VA

摄取过量
引起皮肤、骨骼、肝、脑等多种病变

维持骨骼正常生长发育

促进生长与生殖

婴幼儿

母乳中的维生素 A 含量受乳母饮食的影响较大。如果乳母饮食中维生素 A 摄入太少，会大大影响乳汁中维生素 A 的含量。

早产的宝宝容易缺乏维生素 A，可以在医生指导下进行补充。

添加辅食后的宝宝，如果喂养不当，也容易缺乏维生素 A，应注意宝宝饮食均衡，及时添加富含维生素 A 的食物，如肝泥、鸡蛋黄等。

孕妇

孕妇本身对维生素 A 的需求比较大，如果补充不及时，容易导致维生素 A 缺乏。

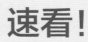

速看！
你是维生素 A 缺乏的高发人群吗

酗酒者

长期酗酒，容易引起肝脏功能障碍，导致维生素 A 缺乏。

素食者

素食者的维生素 A 主要来源于植物性食物中的胡萝卜素（维生素 A 原），而胡萝卜素在体内转变成维生素 A 的效率不到 20%。所以素食者容易缺乏维生素 A。

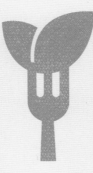

经常使用电子产品人群

使用电子产品会增加眼睛中感光物质的消耗，这些感光物质是由维生素 A 参与构成的。电脑、手机一族会消耗更多的维生素 A。为了视力健康，应及时加以补充。

科学补充维生素 A 这样做

方案一：食用动物性食物

维生素 A 的最好来源是动物肝脏、猪肉、牛肉、羊肉、鸡蛋黄等。但是因为动物性食物中的胆固醇和脂肪含量相对较高，不宜多吃。

方案二：食用富含胡萝卜素的蔬果

维生素 A 原的良好来源是富含 β - 胡萝卜素的黄绿色蔬果，如西蓝花、胡萝卜、红薯、茴香、荠菜、芒果等。蔬果最好和其他含有油脂的食物一起吃才可以更好地吸收胡萝卜素。

羊肝 20972 微克	4107 微克 胡萝卜（相当于维生素 A 685 微克）
鸡肝 10414 微克	2930 微克 芹菜叶（相当于维生素 A 488 微克）
猪肝 4200 微克	2920 微克 菠菜（相当于维生素 A 487 微克）
鸡蛋 310 微克	2710 微克 豌豆尖（相当于维生素 A 452 微克）
猪廋肉 44 微克	1518 微克 南瓜（相当于维生素 A 253 微克）

注：常见动物性食物中的维生素 A 含量（每 100 克可食部）

注：常见植物性食物中的胡萝卜素含量（每 100 克可食部）

促进维生素 A 吸收的好搭档

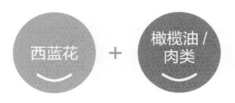

西蓝花富含胡萝卜素，胡萝卜素属于脂溶性维生素，与富含脂肪的食物如橄榄油、肉类等一起吃，能促进维生素 A 的吸收。

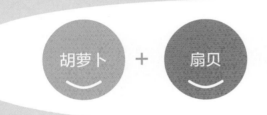

扇贝富含锌，可以促进胡萝卜中的胡萝卜素更好地被吸收。

饮食吃不够才吃补充剂

　　一般来说，如果大家每天能吃一个鸡蛋、适量肉类和深绿色蔬菜，包括胡萝卜、南瓜、菠菜等，也就基本能满足维生素 A 的需要。如果上述食物吃得少，就可能缺乏维生素 A，建议遵医嘱补充。

　　需要特别说明的是，维生素 A 在体内容易蓄积，千万别补过量。

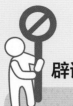

辟谣微课堂

每天吃足够的黄绿色蔬果，就不会缺乏维生素 A

黄绿色蔬果里富含胡萝卜素，但只有在不缺油的情况下胡萝卜素才能被身体吸收。另外，还要在锌的帮助下，才能把肝脏中的维生素 A 释放出来，使其发挥作用。因此，在吃黄绿色蔬果时，最好和油脂搭配，另外也不能缺乏锌。

每天给孩子补充维生素 AD 制剂，会中毒

《中国儿童维生素 A、维生素 D 临床应用专家共识》中指出，维生素 A 一次摄入超过 30 万国际单位或每天摄入 5 万 ~ 10 万国际单位连续 6 个月才会中毒，而孩子日常补充的维生素 AD 制剂中维生素 A 的含量远远低于中毒剂量。因此，每天给孩子补充适量维生素 AD 制剂，不会引起维生素 A 中毒。但仍然建议在医生或营养师的指导下进行补充。

协和营养师说

动物肝脏控制好量

动物肝脏中的维生素 A 含量很丰富，但胆固醇含量也很高，每周吃 1 次，每次约 50 克就能补充人体所需的维生素 A。

避免胡萝卜素血症

胡萝卜素血症是富含胡萝卜素的食物摄入过多引起的。胡萝卜素摄入过多一般不会导致维生素 A 过多症，但可使血中胡萝卜素水平增高，导致黄色素沉积在皮肤和皮下组织而出现黄染，停止摄入后 2 ~ 6 周可自行缓解。

重点人群补充方案

经常使用电子产品的人无论是在家吃，还是在单位食堂吃，或者点外卖，都应特别注意一周吃 1 ～ 2 次动物肝脏，有条件的每天摄入足够的黄绿色蔬菜。即使是点外卖，不方便单点蔬菜时，也可以将胡萝卜切片煮熟、绿叶菜洗净焯烫，带到单位，再搭配外卖一起吃，方便省时又营养。

经常使用电子产品人群如何补充维生素 A

纯母乳喂养的宝宝，母乳是宝宝维生素 A 的最佳来源。配方奶喂养的宝宝建议选择强化了维生素 AD 的配方奶。添加辅食后，应适当多摄入西蓝花、菠菜、胡萝卜、南瓜、木瓜、红薯、玉米、动物肝脏、鱼油等食物。

我国 0 ～ 6 岁儿童维生素 A 缺乏率为 11.7%，亚临床缺乏率为 39.2%。所以，中华医学会《儿童微量营养素缺乏防治建议》和《维生素 D 缺乏性佝偻病的防治建议》中建议，对于那些维生素 A 缺乏风险较高的婴幼儿需要每日常规补充预防剂量的维生素 AD 制剂。

婴幼儿如何补维生素 A

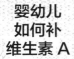

素食者如何补维生素 A

素食者无法从动物性食品中获得维生素 A。应该多吃富含胡萝卜素的黄绿色蔬果，胡萝卜素在小肠酶的作用下能够转化为维生素 A。另外，还可以在医生或营养师的指导下补充维生素 A 制剂。

隐性饥饿　缺维生素 B_1

长期精白米面，脚气病、疲乏、厌食找上门

　　口感绵软的蛋糕，香味扑鼻的拉面，色香味俱全的蛋包饭……都会吸引饥肠辘辘的人们坐下来美餐一顿。这些诱人的餐食的原材料有一个统称"精白米面"。这些经过深加工的米面，去除了口感不佳的表层，做出来的食物自然好吃。可长期在精白米面的"糖衣炮弹"下，会导致身体出现很多问题，比如容易疲劳、没有食欲、易患脚气病等。这都是饮食中长期缺乏维生素 B_1 导致的。

维生素 B_1 小档案

维生素 B_1，也称抗脚气病因子和抗神经炎因子，参与辅酶的构成，促进胃肠蠕动、增进食欲。

成人推荐每日摄取量：
男性 1.4 毫克；女性 1.2 毫克

主要存在于：种子外皮及胚芽

重点补充人群：
精神容易紧张者、便秘者、吸烟者、酗酒者、儿童、孕期和哺乳期女性、老年人、消化不良者、脚气病患者

缺乏表现：
情绪暴躁、容易焦虑、便秘、倦怠乏力、脚气病、厌食、消化不良、体重下降

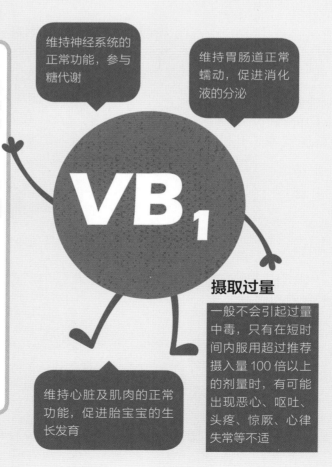

维持神经系统的正常功能，参与糖代谢

维持胃肠道正常蠕动，促进消化液的分泌

摄取过量

一般不会引起过量中毒，只有在短时间内服用超过推荐摄入量 100 倍以上的剂量时，有可能出现恶心、呕吐、头疼、惊厥、心律失常等不适

维持心脏及肌肉的正常功能，促进胎宝宝的生长发育

儿童

儿童维生素 B_1 的消耗大，若再挑食偏食，极易出现维生素 B_1 缺乏。

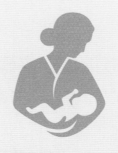
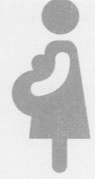

孕期和哺乳期女性

由于怀孕及哺乳，导致体内维生素 B_1 消耗过大。

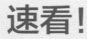

速看！

你是维生素 B_1 缺乏的高发人群吗

老年人

老年人对维生素 B_1 吸收利用率低，导致维生素 B_1 缺乏。

脚气病患者

脚气病，是因为缺乏水溶性维生素 B_1 而引起的全身疾病，表现为疲乏无力、周围神经炎、感觉运动障碍、心悸等。

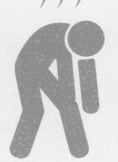

大量饮酒者

大量饮酒者极易缺乏维生素 B_1，应提倡减少酒精摄入，同时在医生或营养师指导下补充富含维生素 B_1 的食物或 B 族维生素制剂。

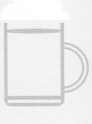

维生素 B₁ 的最佳食物来源

维生素 B₁ 的食物来源主要为粗粮谷类，比如全麦面粉、燕麦、大麦、小米、大黄米、糙米、黑米、高粱米等，以及红豆、芸豆、绿豆、蚕豆、豌豆等。但粮谷类加工程度越高，维生素 B₁ 的含量就越少。此外，蒸土豆、烤红薯等薯类食物也是维生素 B₁ 的好来源。瘦肉和动物内脏中含量也较丰富。蔬果中维生素 B₁ 含量比较少。

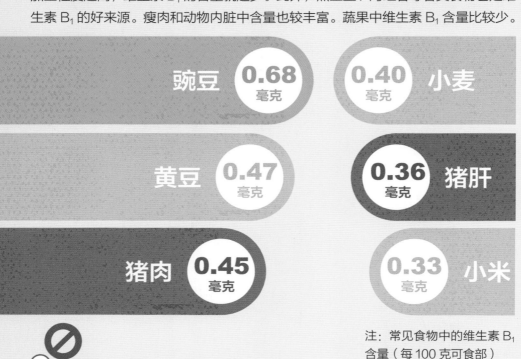

豌豆 **0.68** 毫克

0.40 毫克 小麦

黄豆 **0.47** 毫克

0.36 毫克 猪肝

猪肉 **0.45** 毫克

0.33 毫克 小米

注：常见食物中的维生素 B₁ 含量（每 100 克可食部）

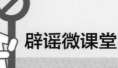

辟谣微课堂

维生素 B₁ 功能饮料可以有效补充体力

维生素 B₁ 的确可以缓解机体疲劳。但是靠所谓的维生素 B₁ 功能饮料来补充体力就有些不靠谱了。这是因为维生素 B₁ 属于水溶性维生素，怕热怕光。饮料在生产、储存、运输、售卖过程中，不可能全程控制温度和遮光，所以宣称含有维生素 B₁ 的功能饮料，喝到嘴里，含量会大幅下降。大家在体能欠缺急需补充维生素 B₁ 时，可以遵医嘱使用维生素 B₁ 制剂而不是饮用这些功能饮料。

脚气病和脚气

脚气是较常见的真菌感染性疾病，在脚趾缝、脚底出现红斑、水疱，伴有明显的瘙痒。而脚气病跟真菌感染没有任何关系，是由于体内缺乏维生素 B₁ 导致的一种营养缺乏性疾病，以疲乏无力、周围神经炎、感觉运动障碍、心悸等为表现。

怎样提高维生素 B_1 的摄取量

维生素 B_1 在酸性环境中稳定，而在高温碱性溶液中非常容易被破坏，所以熬粥时不要放碱面，发面不宜加碱，应使用鲜酵母发面，以免破坏维生素 B_1。

由于高温油炸和加碱会破坏面团中的维生素 B_1，因此，油条、油饼这些油炸主食应尽量减少摄入。

维生素 B_1 是水溶性维生素，煮面条时，大约有 50% 的维生素 B_1 会流失到面汤中，所以，如果吃面条，要喝些汤，充分摄取面汤中的营养素。但要注意，如果面汤过咸，则不宜饮用。

炒蔬菜时应大火爆炒，可以预防水溶性维生素流失过多。

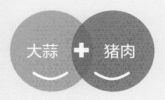

大蒜 **+** 猪肉

巧吃猪肉，补充维生素 B_1

为了使水溶性维生素 B_1 溶出，所以猪肉尽量煎着吃、炒着吃，可以提高维生素 B_1 的吸收率。而且，猪肉尽量选用脂肪含量少的里脊肉。

"吃肉不加蒜，营养减一半"，大蒜中的蒜素可与猪肉中的维生素 B_1 结合，能增加其在人体内的吸收与利用。

重点人群补充方案

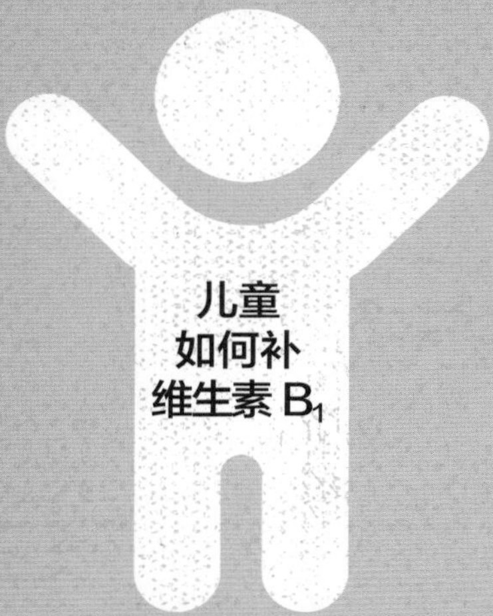

儿童如何补维生素 B_1

1 母乳喂养的婴儿，如果母亲维生素 B_1 不缺乏，不用额外补充维生素 B_1。

2 均衡膳食，正常摄入维生素 B_1 含量丰富的食物，比如粗粮、豆类、坚果类、瘦肉、内脏等食物，就可以满足机体对维生素 B_1 的需求。

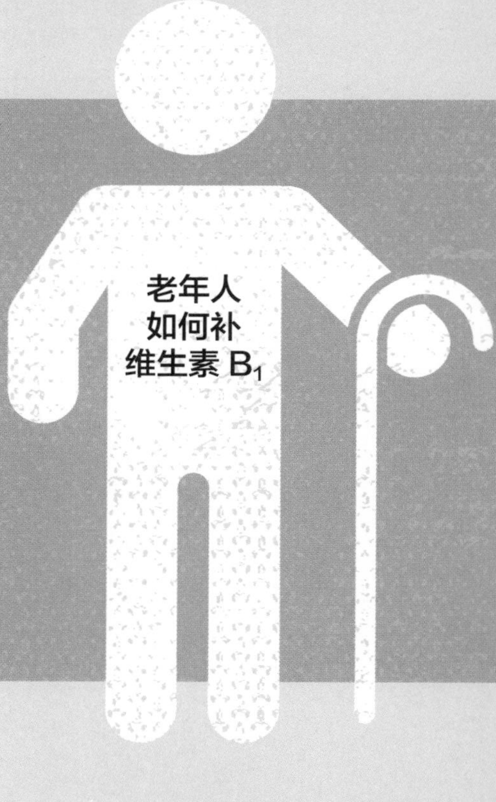

老年人如何补维生素 B_1

1 推荐多摄入未精加工的粮谷。由于粗粮口感不好，不好消化，可以做成杂粮米糊或豆浆。

2 爱喝大米粥的老年人需要注意，本来白米中维生素 B_1 就不多，长时间熬煮，维生素 B_1 更会所剩无几，特别是加碱煮出来的粥。所以，煮粥尽量不加碱，杂粮粥不要熬煮太久。

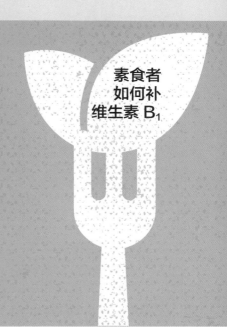

素食者如何补维生素 B₁

1　素食者日常饮食要注意粗细粮搭配着吃。咖啡和茶类会影响维生素 B₁ 的吸收，要少喝。

2　素食者注意日常多吃点嫩豆类蔬菜（如嫩蚕豆、嫩豌豆等），以及坚果种子类（如开心果、葵花子、花生等），也能补充维生素 B₁。

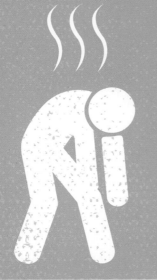

脚气病患者如何补维生素 B₁

在医生指导下口服维生素 B₁ 制剂或 B 族维生素复合制剂。此外，还要改变不良的饮食习惯，增加维生素 B₁ 含量丰富的糙米、动物内脏、瘦肉、豆类等的摄入。

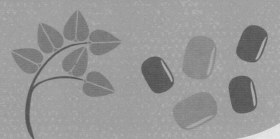

隐性饥饿　缺维生素 B$_2$

不喜欢吃动物内脏、蛋奶，嘴角、嘴唇、眼角等易发炎

　　身边有一部分人不吃动物内脏，殊不知，错过了维生素 B$_2$ 的绝佳补充机会；有些人觉得煮蛋黄很干、难咽而不吃煮鸡蛋，炒鸡蛋、蒸鸡蛋也不能每天保证都有，使鸡蛋摄入不够；不少人因为乳糖不耐受或没有喝牛奶的习惯，奶类的摄入量远远不够……长此以往，身体很可能会缺乏维生素 B$_2$，出现嘴唇、嘴角、眼角等发炎。

维生素 B$_2$ 小档案

维生素 B$_2$ 又称核黄素，可以促进发育和细胞的再生。

成人推荐每日摄取量：
男性 1.4 毫克；女性 1.2 毫克

主要存在于：奶类、蛋类、动物内脏等

重点补充人群：
孕妇、哺乳期女性、吸烟饮酒者、皮炎患者、精神紧张者、体力劳动者和经常运动者

缺乏表现：
口腔溃疡、脂溢性皮炎、阴道瘙痒、口唇炎、口角炎、舌炎、怕光、易疲倦等

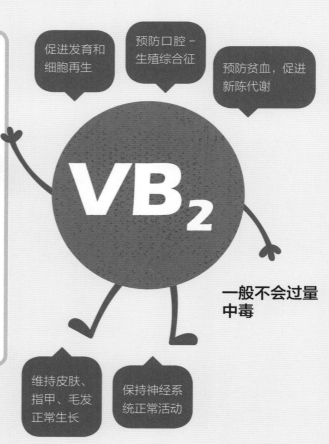

促进发育和细胞再生

预防口腔 - 生殖综合征

预防贫血，促进新陈代谢

VB$_2$

一般不会过量中毒

维持皮肤、指甲、毛发正常生长

保持神经系统正常活动

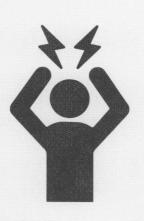

精神紧张者

有些人情绪低落、易疲惫，或是焦虑抑郁，有可能是体内缺乏维生素 B_2 的缘故。

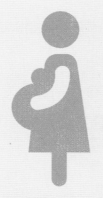

孕期和哺乳期女性

在妊娠和哺乳期，身体对维生素 B_2 的需求量增加，容易出现维生素 B_2 缺乏。

速看！
你是维生素 B_2 缺乏的高发人群吗

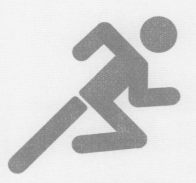

体力劳动者和经常运动者

由于活动量大，代谢加速，消耗量增加，容易引起维生素 B_2 缺乏。

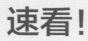

吸烟饮酒者

吸烟、饮酒都会影响维生素 B_2 的吸收，导致体内维生素 B_2 缺乏。

维生素 B₂ 隐身在哪些食物中

维生素 B₂ 在食物中广泛存在。其中，动物性食物比植物性食物含量高。

动物性食物如动物内脏、蛋类、奶及奶制品等均富含维生素 B₂。植物性食物如豆类含量较多，谷类比较少。

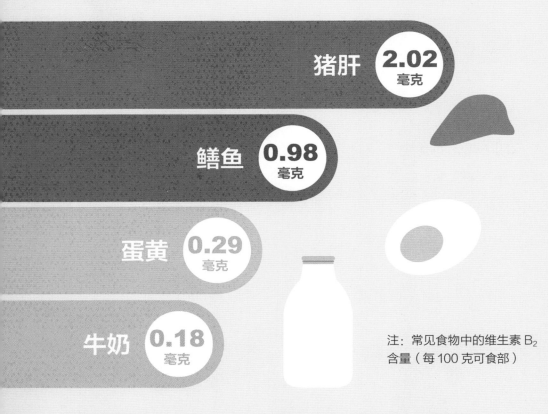

猪肝 **2.02** 毫克

鳝鱼 **0.98** 毫克

蛋黄 **0.29** 毫克

牛奶 **0.18** 毫克

注：常见食物中的维生素 B₂含量（每 100 克可食部）

协和营养师说

错误处理方式会增加维生素 B₂ 损耗

1 有些人担心米里有灰尘和杂质，喜欢反反复复将米淘洗很多遍。这样一来，米是被淘洗干净了，米粒中不多的维生素 B₂ 也流失了。

2 有些人为了让菜的颜色显得好看，会在烹煮时添加小苏打，这样会导致维生素流失。这是因为维生素 B₂ 容易被氧化，在碱性环境中容易分解，所以在食物加工过程中少用碱，快速烹制。

重点人群补充方案

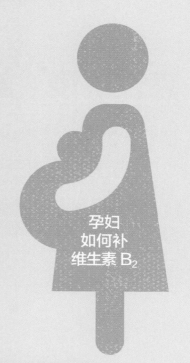

孕妇
如何补
维生素 B_2

1 孕早期与孕前持平，每天需要补充 1.2 毫克，孕中期、孕晚期的每日摄入量分别为每天 1.4 毫克和 1.5 毫克。

2 动物性食物含维生素 B_2 较为丰富。孕中期每天应摄入适量的鱼肉、蛋、肉类（含动物内脏）总量 150～200 克，孕晚期应摄入总量为 200～250 克，以满足身体对维生素 B_2 的需要。同时每天饮奶 300～500 克。

体力劳动者如何补维生素 B_2

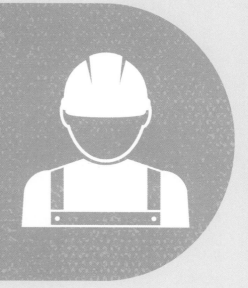

1 体力劳动者应尽快调整膳食方案，选择富含维生素 B_2 的动物内脏、蛋类及奶类。

2 维生素 B_2 的大敌是紫外线和碱。因此富含维生素 B_2 的食物储存时应避光，烹饪时不加碱。

3 体力劳动者如果维生素 B_2 缺乏严重，应遵医嘱服用维生素 B_2 制剂。

皮炎患者如何补维生素 B_2

要注意补充富含 B 族维生素的食物，如动物肝脏、瘦肉、禽蛋、牛奶、豆类等。同时，在医生指导下合理补充维生素 B_2 制剂。

隐性饥饿　缺叶酸

绿叶菜处理不当，叶酸流失多，易患 H 型高血压

　　叶酸是一种水溶性维生素，怕光、怕热。绿叶菜虽然富含叶酸，但储藏 2 ~ 3 天，叶酸就会损失 50% ~ 70%；有些人清洗绿叶菜时，习惯性用清水或者盐水泡 10 ~ 20 分钟，这样做会使叶酸流失 50% ~ 90%；如果采用高温烹调、长时间炖煮的烹饪方式，90% 的叶酸都被损失掉了。长期如此，身体会缺乏叶酸，容易增加 H 型高血压的风险。

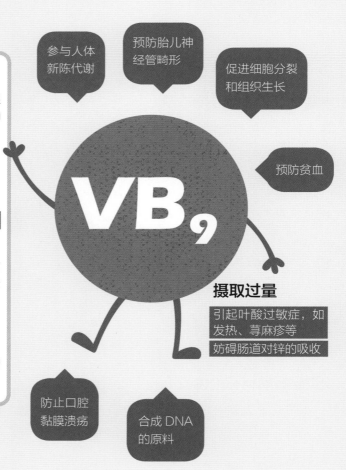

叶酸小档案

叶酸又名维生素 B_9，可以促进红细胞生成，保障胎儿神经系统的健全发育。

成人推荐每日摄取量：
400 微克；孕妇 600 微克；乳母 550 微克

主要存在于：绿叶蔬菜

重点补充人群：
备孕夫妻、孕期和哺乳期女性、贫血患者、酗酒者、老年人、H 型高血压患者

缺乏表现：
胎儿发育不良、抵抗力下降、记忆力差、焦虑、失眠、精神状态差、贫血

参与人体新陈代谢

预防胎儿神经管畸形

促进细胞分裂和组织生长

预防贫血

摄取过量
引起叶酸过敏症，如发热、荨麻疹等
妨碍肠道对锌的吸收

防止口腔黏膜溃疡

合成 DNA 的原料

VB₉

孕期和哺乳期女性

备孕、孕期对叶酸的需求量增大，仅靠食补很难满足孕妇和胎儿的需求，容易导致叶酸缺乏，影响胎儿神经管发育。由于哺乳需要，乳母也应该补充叶酸。

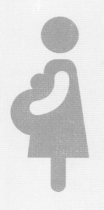

酗酒者

经常大量饮酒，会导致肝脏中储存的叶酸流失，容易导致叶酸缺乏。

H 型高血压患者

伴有同型半胱氨酸升高的高血压就是 H 型高血压。如果人体内缺乏叶酸、维生素 B_6、维生素 B_{12}，同型半胱氨酸的转化代谢就会受阻，同型半胱氨酸水平就会升高，从而诱发 H 型高血压。

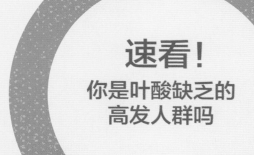

速看！
你是叶酸缺乏的高发人群吗

贫血者

贫血并不全是因为缺铁，缺乏叶酸、维生素 B_{12} 致使细胞内脱氧核糖核酸（DNA）合成障碍也会引起贫血，这种贫血是巨幼红细胞性贫血。这类贫血患者日常需要补叶酸、维生素 B_{12}，以促进红细胞的形成和生长。

叶酸的主要食物来源

叶酸的食物来源包括：各种绿色蔬菜，如菠菜、韭菜、油菜、西蓝花、莴笋、四季豆等；动物肝脏、蛋黄、豆制品、坚果类；水果，尤其是柑橘类水果，如橘子、橙子、柠檬、葡萄柚等。

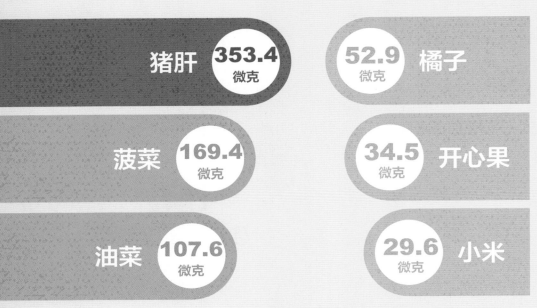

猪肝	353.4 微克
菠菜	169.4 微克
油菜	107.6 微克
52.9 微克	橘子
34.5 微克	开心果
29.6 微克	小米

注：常见食物中的叶酸含量（每100克可食部）

协和营养师说

错误方式，让叶酸损失过多

1 叶酸怕热，长时间烹饪会使叶酸大量流失。如果采用煲汤方式，叶酸会损失 50%～90%。将肉、叶菜等油炸，更会造成叶酸大量流失。

2 购买的新鲜蔬菜最好随买随吃。如果一次性购买大量蔬菜，放置三两天后再食用，其中的叶酸含量会下降 50%～70%。腌制过的蔬菜，叶酸的损失很大，不建议过多食用。

3 酒精会阻碍人体对叶酸的吸收，不要边饮酒边吃富含叶酸的食物。

重点人群补充方案

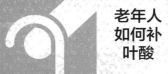

老年人如何补叶酸

需要注意的是，老年人喜欢吃软烂的食物，但蔬菜烹饪时间过长，里面的叶酸就会被破坏掉。担心咬不动，可以选择食用比较嫩的菜叶。如果食欲不佳或胃肠道消化吸收障碍，可在医生指导下服用叶酸制剂。

H 型高血压患者如何补叶酸

中国《H 型高血压诊断与治疗专家共识》建议，每天的叶酸补充量为 0.8 毫克，推荐长期服用 3 年以上。

贫血患者如何补叶酸

巨幼红细胞性贫血者应根据缺什么补什么的原则，遵医嘱纠正不爱吃蔬菜、长时间炖煮等影响营养素摄入的饮食习惯，合理补充叶酸和维生素 B_{12} 制剂。补充制剂时应补至身体有一定储备量。

孕妇如何补叶酸

孕妇对叶酸的需求量比正常人高，每日需要约 600 微克才能满足胎宝宝生长需求和自身需要。平时可以增加富含叶酸的食物，如芦笋、西蓝花、菠菜等，同时合理服用叶酸片。

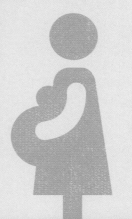

隐性饥饿　缺维生素 C

蔬果摄入少，易感冒、牙龈出血

　　有些人不爱吃蔬菜水果，偏好肉食和面食。还有的人，虽然餐餐蔬果不断，但经常长时间炖菜或煮水果，导致维生素 C 大量流失。这些错误的饮食习惯都会导致维生素 C 摄入不足，长期下去，容易使抵抗力下降、易感冒和牙龈出血等。

维生素 C 小档案

维生素 C 又称抗坏血酸，属于水溶性维生素，可以降低血胆固醇、预防动脉粥样硬化、促进胶原蛋白合成。

成人推荐每日摄取量：
100 毫克；孕早、中、晚期分别为 100 毫克、115 毫克、115 毫克；乳母 150 毫克

主要存在于：新鲜蔬果

重点补充人群：
吸烟者、压力大的人、外食族、儿童、老年人、脑力工作者、孕妇、乳母、挑食偏食者、牙龈出血者

缺乏表现：
牙龈出血、经常疲劳、经常鼻出血、容易患白内障、皮肤瘀点瘀斑、免疫力低下、贫血、坏血症

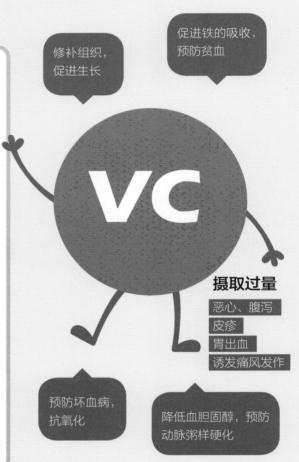

修补组织，促进生长

促进铁的吸收，预防贫血

VC

摄取过量
恶心、腹泻
皮疹
胃出血
诱发痛风发作

预防坏血病，抗氧化

降低血胆固醇，预防动脉粥样硬化

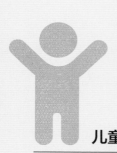

儿童

现在的儿童，有的挑食偏食，有的肠胃吸收差，加上处于生长发育期，很容易缺乏维生素 C。

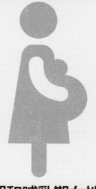

孕期和哺乳期女性

这两个特殊时期，女性对维生素 C 的需求量大，食补不够就容易缺乏。

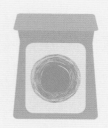

外食族

经常点外卖，蔬果吃得少，很难从食物中摄入足量的维生素 C。

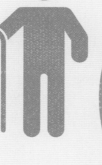

老年人

由于食欲缺乏或消化功能较弱，导致维生素 C 摄入不足。

速看!
你是维生素 C 缺乏的高发人群吗

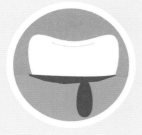

牙龈出血者

牙龈容易出血，可能是身体缺乏维生素 C 的表现，如果及时补充，可以明显改善出血症状。

长期吸烟者

吸烟会阻碍人体对维生素 C 的吸收，烟草中的尼古丁会破坏维生素 C。长期吸烟很容易导致维生素 C 缺乏。

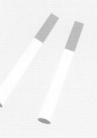

富含维生素 C 的食物

维生素 C 主要存在于各种新鲜的蔬菜和水果中，鲜枣、刺梨、柿子椒、大白菜等含量尤其丰富。动物性食物中仅在肝、肾中含有少量的维生素 C。

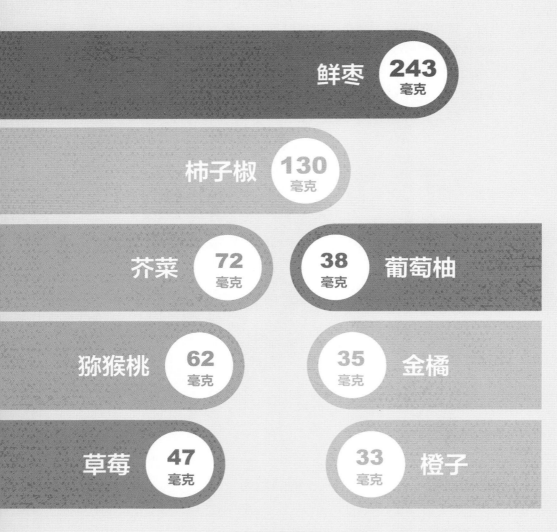

鲜枣 **243** 毫克

柿子椒 **130** 毫克

芥菜 **72** 毫克

38 毫克 葡萄柚

猕猴桃 **62** 毫克

35 毫克 金橘

草莓 **47** 毫克

33 毫克 橙子

注：常见食物中的维生素 C 含量（每 100 克可食部）

吃进更多维生素 C 的办法

1

叶菜焯烫前一定不要切

叶菜不仅富含维生素 C，还含有铁、胡萝卜素等多种营养物质。为了去除草酸，一般会提前焯烫，为了避免维生素 C 流失，需要记住"先焯再切"。

2

草莓切去顶部花萼，维生素 C 会减半

很多人习惯切去草莓顶部绿色花萼后，再冲洗浸泡草莓。由于草莓顶部花萼正下方的果肉中含有大量维生素 C，这样做，会使草莓中的维生素 C 流失过半。可以将花萼部分用指甲掐住，轻轻扭转，就可以轻松去掉了。

3

烹饪加点醋，能减少维生素 C 的流失

烹调时适当加点醋，不但使菜脆嫩好吃，而且可以减少对维生素 C 的破坏。

4

冷冻小白菜，能把维生素 C 牢牢锁住

小白菜中含有丰富的维生素 C，冷冻后不仅可以保留维生素 C，还能延长储存期。
冷冻方法：小白菜洗净控水后，装入保鲜袋包好，放入冷冻室。解冻时不要用水，放入冷藏室或者常温解冻即可。注意，解冻后的小白菜要及时烹饪，不可反复冷冻。

维生素 C 的几大天敌

水

维生素 C 是水溶性维生素，水洗时极易流失，因此，蔬菜最好洗完再切，以免维生素 C 从切口流失。

高温

维生素 C 很怕热，长时间高温加热会导致维生素 C 流失，烹饪时要尽量大火快炒，减少加热时间，降低维生素 C 的流失。

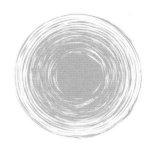

光和氧气

蔬果长时间曝露在空气中，甚至被日光照射都会造成维生素 C 损失。建议食用新鲜蔬果，即便放冰箱冷藏也不宜时间太久，最好随买随吃。

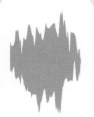

碱

维生素 C 在酸性环境下稳定，而遇到碱特别不稳定，容易被破坏。

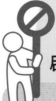

辟谣微课堂

维生素 C 可以治愈感冒

感冒多是由于病毒原因造成的上呼吸道感染，具有自限性，可以自愈。而维生素 C 只是一种营养成分，维生素 C 并不具有治愈感冒的功能，它只能在一定程度上缩短感冒进程。

重点人群补充方案

儿童如何补维生素 C

纠正儿童不爱吃蔬菜的习惯，在正餐搭配儿童爱吃的蔬菜，水果作为加餐。比如将各类蔬菜制成蔬菜饼，将蔬菜和肉馅混合制成馅类食品。如有需要，可以遵医嘱补充维生素 C 制剂。

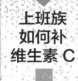

上班族如何补维生素 C

1 在食堂吃：多吃一些绿叶菜类的菜，每天补充 200 克左右的水果。

2 从家带饭：最好早晨现做。绿叶菜最好凉凉再装，不然温度太高，会使维生素 C 大量流失。

3 点外卖：点外卖时，顺便点一些蔬菜沙拉类。

4 如果经常加班熬夜，三餐不定，应在医生指导下补充维生素 C 营养补充剂。

《中国居民膳食指南》推荐孕妇每天吃 200 ～ 400 克水果和 300 ～ 500 克蔬菜。蔬菜要保证一半以上为绿叶蔬菜。水果最好选择水分大、硬一些的水果，少吃糖分含量高的水果（香蕉、芒果等），减少妊娠期糖尿病和肥胖的发生。

《中国居民膳食指南》推荐哺乳期女性每天要摄入 200 ～ 400 克水果，500 克蔬菜。绿叶蔬菜和红黄色蔬菜占三分之二以上。

孕期和哺乳期女性如何补维生素 C

隐性饥饿　缺维生素 D

户外活动少，维生素 D 合成少

　　现在"宅一族"越来越多，很少进行户外活动。有的爱美人士怕室外的阳光伤害皮肤，要么白天不出门，要么出门时全副武装。很多上班族工作节奏快，每天都在连轴转，很少有户外活动的机会。这些都会导致接受阳光照射的时间减少，体内无法合成足够的维生素 D，引发骨质疏松等。

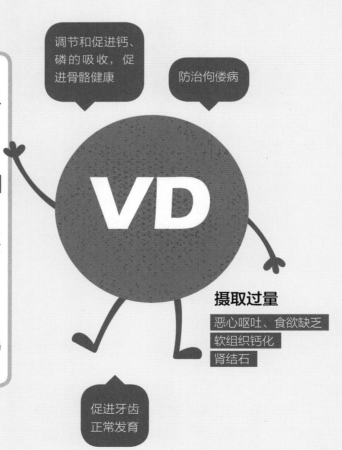

维生素 D 小档案

维生素 D 又名钙化醇，可以抗疲劳，防治佝偻病。

成人推荐每日摄取量：
10 微克

主要存在于：动物性食物

重点补充人群：
儿童、夜班工作者、老年人、都市女性、孕期和哺乳期女性、光照不足地区的居民

缺乏表现：
儿童发育不良、骨质疏松、失眠、多梦、龋齿、焦虑、佝偻病、多汗、容易出现肠道问题

调节和促进钙、磷的吸收，促进骨骼健康

防治佝偻病

VD

摄取过量
恶心呕吐、食欲缺乏
软组织钙化
肾结石

促进牙齿
正常发育

儿童

新生儿是维生素 D 缺乏高危人群，尤其是秋冬季节出生的孩子，接受阳光照射少。儿童户外活动少，尤其是城市里的孩子，长年居住在高楼中，接受阳光照射的机会少，容易导致维生素 D 缺乏。

孕期和哺乳期女性

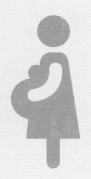

孕期和哺乳期女性对维生素 D 的需求增加，如果再长时间宅在家中，就容易引起维生素 D 缺乏。

都市女性

都市女性追求身材苗条、注重防晒护肤，为了防止晒黑，会涂抹防晒霜、打遮阳伞、穿防晒衣，非常容易缺乏维生素 D。

速看！
你是维生素 D 缺乏的高发人群吗

上班族

上班族出行不是公交就是地铁，每天早出晚归，跟阳光来了个"完美地错过"，也容易缺乏维生素 D。

老年人

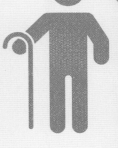

老年人皮肤产生维生素 D 的能力比较差，衣服又常常穿得比较多，接触阳光照射比较少，如果奶制品摄入少，维生素 D 的来源就更少了。

维生素 D 主要通过晒太阳补充

维生素 D 是一种脂溶性维生素，其独特之处在于仅靠饮食提供是远远不能满足人体需要的，约90% 以上要靠人体皮肤经日晒后合成。因此，获取维生素 D 应该食补和晒太阳相结合。

饮食怎么补维生素 D

维生素 D 在天然食物中的含量很少，主要来自香菇、鸡蛋、牛肝、金枪鱼、三文鱼、沙丁鱼、奶酪、蛋黄等，而蔬菜和水果中几乎不含维生素 D。因此在食用富含维生素 D 食物的同时，可以通过多晒太阳来补充。此外，还可以适当食用一些维生素 D 强化食品或维生素 D 制剂进行补充。

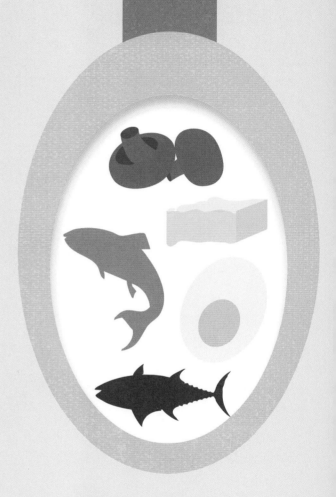

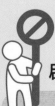 辟谣微课堂

夏天暴晒后再吃维生素 D，会造成过量中毒

夏季的确阳光充足，身体合成维生素 D 的量会比秋冬季要高一些，但人们也不可能长时间裸露晒太阳。另外，人体自身有调节功能，除非大剂量服用维生素 D，一般不会造成中毒。

重点人群补充方案

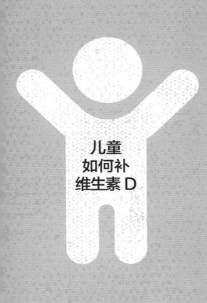

儿童如何补维生素 D

1 婴儿出生后，要补充维生素 D，每日补充 10 微克，可在母乳喂养前将滴剂定量滴入宝宝口中，然后再喂母乳。

2 配方奶喂养的婴儿，一般无须额外补充维生素 D。因为绝大多数配方奶中都已经强化了维生素 D。

3 虽然已经补充了维生素 D，满月后的婴儿还是应该进行适当的日晒。可以在气温较适宜的晴朗天气，抱宝宝出来，露出胳膊和腿晒一晒。宝宝的皮肤比较娇嫩，所以要避免太阳直晒，也不要晒得时间太长。另外，晒太阳时要注意为宝宝保暖，不要受凉。

4 儿童则要多进行户外活动，保证日晒。也可以为孩子选择强化了维生素 D 的食物，如 AD 钙奶等，或服用维生素 D 制剂等。

老年人如何补维生素 D

老年人也要注意多晒太阳，但上午 10 点前和下午 4 点后晒太阳产生维生素 D 的效果不好。尤其在北方的冬季，基本上不能通过晒太阳得到足够的维生素 D。所以，老年人可以检测一下血中维生素 D 的量，如果偏低，应该补充维生素 D 制剂。

夜猫族如何补维生素 D

夜猫族可以考虑服用维生素 D 制剂，有机会要到户外接受 30 分钟的日晒。

都市女性如何补维生素 D

不少女性担心晒黑、晒伤，其实短时曝露在阳光下是安全的，避开阳光最强的正午，时长控制在 15 ~ 30 分钟，帮助人体合成维生素 D。也可适当补充维生素 D 制剂。

隐性饥饿　缺维生素 E

爱吃油炸食品，易缺乏维生素 E

清晨，来上两根刚从油锅里"打过滚"的油条，配上一碗稀粥，便是一餐；中午，烤肠、炸鸡腿配汉堡，真是喷香；晚上，油炸小酥肉来一碗……一天下来，吃进去的都是香喷喷的"油炸货"。

大家都知道，植物油是维生素 E 的重要来源，在一般的烹调温度下受损不多，但长期高温油炸，其中的维生素 E 活性大大降低甚至完全失效。长期吃油炸食品，身体缺乏维生素 E 的概率增加，容易出现头发开叉、痛经、脸上长斑等。

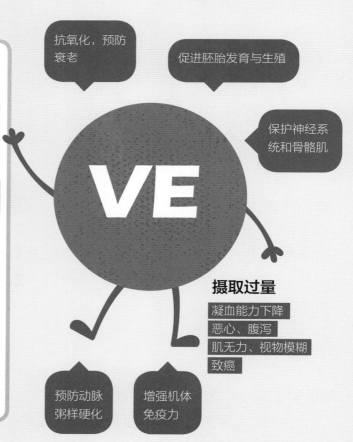

维生素 E 小档案

维生素 E 是重要的抗氧化剂，也是免疫系统的优等兵，具有抗氧化、增强免疫的功效。

成人推荐每日摄取量：
14 毫克；哺乳期女性 17 毫克

主要存在于：植物油及坚果种子

重点补充人群：
哺乳期女性、酗酒者、长期服用避孕药者、常吃水煮菜者、慢性腹泻者、心脑血管病者

缺乏表现：
皮肤粗糙干燥、容易感冒、视力障碍、毛发易脱落、器官易老化、溶血性贫血、动脉粥样硬化。

抗氧化，预防衰老

促进胚胎发育与生殖

保护神经系统和骨骼肌

VE

摄取过量
凝血能力下降
恶心、腹泻
肌无力、视物模糊
致癌

预防动脉粥样硬化

增强机体免疫力

长期服用口服避孕药的女性

女性长期服用口服避孕药，容易
导致体内维生素 E 缺乏。

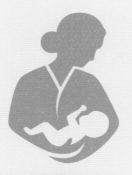

哺乳期女性

哺乳期女性对维生素 E
的需求量大，容易缺乏。

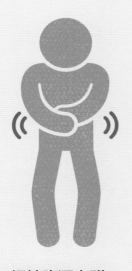

慢性腹泻人群

慢性腹泻会影响维生素 E
的吸收，导致其缺乏。

速看！
你是维生素 E
缺乏的高发人群吗

过度节食者

一些人为了控制体重，过分控制饮食，
特别是爱吃清水煮菜的节食者，油脂
摄入偏低，很容易缺乏维生素 E。

维生素 E 的食物来源

维生素 E 主要存在于绿色蔬菜、豆类、谷类、蛋黄、肝脏、坚果种子中。植物油中也含有丰富的维生素 E，比如玉米油、花生油、大豆油等。维生素 E 在高温环境下会遭到破坏，因此在烹调富含维生素 E 的食物时尽量大火快炒，最好不要用油炸的方式。

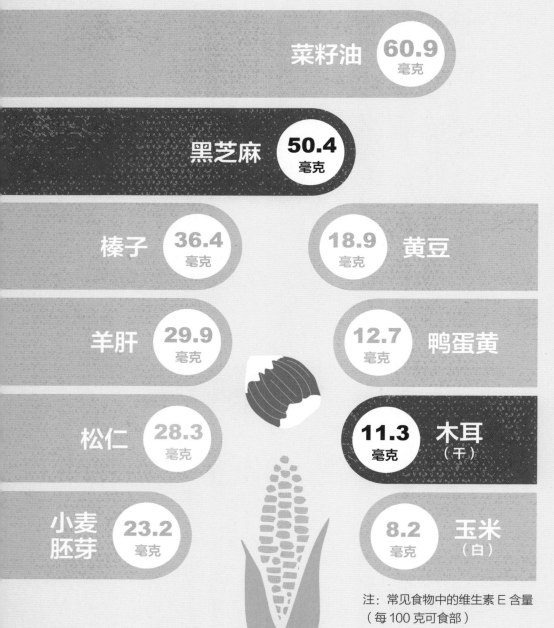

菜籽油 **60.9** 毫克

黑芝麻 **50.4** 毫克

榛子 **36.4** 毫克

18.9 毫克 黄豆

羊肝 **29.9** 毫克

12.7 毫克 鸭蛋黄

松仁 **28.3** 毫克

11.3 毫克 木耳（干）

小麦胚芽 **23.2** 毫克

8.2 毫克 玉米（白）

注：常见食物中的维生素 E 含量（每 100 克可食部）

巧计算，看看你吃下多少维生素 E

10
毫克

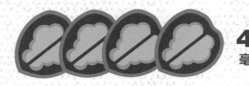

40
毫克

一般吃饭的勺子，2 勺花生油大约 25 克，约含 10 毫克的维生素 E

3 ~ 4 个鲜核桃含维生素 E 约 40 毫克

25.2
毫克

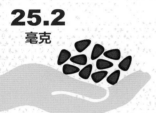

14.5
毫克

一把黑芝麻约 30 克，含维生素 E 约 25.2 毫克

一小盘花生米约 80 克，含维生素 E 约 14.5 毫克

巧搭配，维生素 E 的吸收效果佳

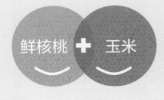

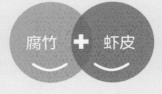

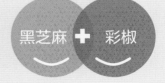

核桃中的不饱和脂肪酸能够促进玉米中维生素 E 的吸收。

虾皮中富含硒元素，与富含维生素 E 的腐竹搭配，可以互相促进吸收。

黑芝麻中的维生素 E 与富含维生素 C、β - 胡萝卜素的彩椒搭配，有抗氧化的协同作用。

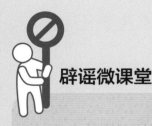

辟谣微课堂

维生素 E 抗癌

由于维生素 E 具有抗氧化作用，可以促进细胞的健康生长，有些人就推测其具有抗癌作用。事实上，癌症发生的原因多种多样，并不是单纯补充维生素 E 就可以解决的。相反，如果补充过量，反而会引起癌症。

维生素 E 治疗不孕不育

导致不孕不育的原因有很多，并不是补充维生素 E 就能解决。如果遇到备孕备育问题时，应到正规医院检查、治疗。

协和营养师说

与油脂同食，提高维生素 E 的吸收率

维生素 E 是一种脂溶性维生素，与油脂一同食用时吸收率较高。坚果种子、大豆、麦胚中富含维生素 E，且本身就含有脂肪，烹饪时不用额外用油烹调。而绿叶蔬菜与肉类一同食用，或用油炒更容易促进维生素 E 的吸收。

维生素 E 帮助淡化痘印

将维生素 E 制剂和维生素 C 制剂混合后，均匀涂在脸部有痘印的地方，并按摩 10 分钟至完全吸收，每天涂一次，长期坚持，有助于淡化痘印。

重点人群补充方案

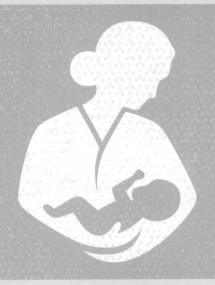

哺乳期女性如何补维生素 E

一般情况下，建议哺乳期女性从日常饮食中摄入维生素 E。日常可多食用小麦胚芽、榛子、松仁、黄豆、木耳等。如果存在食物过敏或其他因素，再考虑遵医嘱服用维生素 E 制剂。

维生素 E 是一种天然的脂溶性抗氧化剂，能帮助清除自由基、调节脂代谢。对于心脑血管病患者来说，油脂（富含维生素 E）摄入过多容易加重病情，如何科学用油很关键。

科学用油的要点：心脑血病患者每人每天烹饪油用量应该控制在 20～25 克，并多用植物油；食物可以先焯再炒，特别是肉类先焯烫可去掉多余油脂，再与其他食材同烹调，可减少油脂摄入。

心脑血管病患者如何补维生素 E

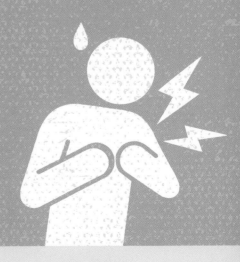

基础营养素

隐性饥饿　缺蛋白质

将轻断食演化为节食，蛋白质易不足

　　轻断食是一种较为有效的减肥方法，但有的人没有"均衡饮食"的概念，将轻断食变成长期节食，导致蛋白质缺乏。还有一些人每天没有吃鸡蛋、喝牛奶的习惯，肉的摄入量也比较少，主要以蔬菜和外卖为主，长期下来，也容易缺乏蛋白质，导致新陈代谢减慢、贫血、免疫力下降等。

蛋白质小档案

蛋白质是构成生命的基本物质。人体几乎全部组织都由蛋白质参与构成，如骨骼、肌肉、内脏、血液、头发、指甲、皮肤等。

成人推荐每日摄取量：
男性 65 克；女性 55 克；孕早期 55 克；孕中期 70 克；孕晚期 85 克；乳母 80 克

主要存在于：大豆及其制品，如黄豆、豆腐等

重点补充人群：
各类人群均需要

缺乏表现：
免疫力降低、贫血、生长发育迟缓、肌肉萎缩、智力缺陷、营养不良、水肿、体力下降

供给热量

合成酶，促进食物的消化、吸收和利用

Pr

摄取过量
增加肝肾代谢负担
尿钙排出增加

构成组织和修补组织

构成抗体，维持机体免疫力

儿童易缺乏

添加辅食后，辅食中蛋白质配比不合理，会导致蛋白质缺乏。儿童期不良饮食习惯导致不能均衡摄入优质蛋白质，则易出现蛋白质缺乏。另外，经常生病，吸收不良，也是造成孩子蛋白质缺乏的原因之一。

节食者易缺乏

有些爱美人士减肥过度，天天喝蔬菜汁，完全不吃主食或不吃肉，很容易造成蛋白质缺乏。

孕妇易缺乏

孕期对蛋白质需求增加，再加上孕吐影响食欲，容易导致蛋白质摄入不足。

速看！
你的蛋白质摄入是缺乏还是过量

老年人易缺乏

不少老年人因为害怕"三高"，往往动物性食物摄入过少，只吃点蔬菜加少量豆腐，根本无法确保蛋白质的正常摄入。

素食者易缺乏

素食者由于不吃肉类，则每日蛋白质摄入只有依赖于豆制品等。如果这些富含蛋白质的植物性食物摄入不足，就容易缺乏蛋白质。

年轻男性易过量

吃一次涮肉，男性恐怕至少要吃一盘肉（大盘500克、小盘350克）、烤鱼一次能吃500～1000克……一顿吃这么多，其他两顿也没饿着，蛋白质能不过量吗？！

优质蛋白质应占膳食蛋白总量的 30% ~ 50%

大豆及其制品

大豆、黑豆、豆腐、豆腐皮等

蛋白质含量高达 36% ~ 40%，在体内的利用率高，是植物性蛋白质的好来源

植物性蛋白质

杂豆类：红豆、绿豆、鹰嘴豆等

谷类： 大米、小米、薏米、燕麦、荞麦等

除了大豆及其制品，其他常见植物性蛋白质的质量均不如动物性蛋白。植物性蛋白质中必需氨基酸的种类与人体差异较大，影响食物中蛋白质的利用。但因为植物性食物，如主食、蔬菜等每天的食用量相对较大，所以仍然是蛋白质的重要来源。

蛋类

鸡蛋、鸭蛋、鹌鹑蛋

奶及奶制品

牛奶、奶酪、酸奶

鱼、肉类

瘦畜肉、去皮禽肉、兔肉、各类鱼虾

动物性蛋白质

动物性蛋白质所含的必需氨基酸种类齐全、比例合理，人体的吸收利用率高，不足之处是肉蛋类食物含有较多的饱和脂肪酸，过量食用易对心脑血管造成损害。

高效补充蛋白质攻略

1 补充蛋白多吃瘦肉

- 牛肉选择瘦肉最多的后腿牛排肉、底板肉、腱子肉等；猪肉选择嫩腰肉、里脊肉等瘦肉最多的部分。
- 鸡肉在烹饪前去皮，无骨去皮鸡胸肉蛋白质含量很高。

2 蛋白质要多样化

- 建议每周至少吃 2 次海鲜，特别是富含 ω-3 脂肪酸的鱼类，如三文鱼、鳟鱼、鲱鱼。
- 经常食用大豆及其制品。但要注意烹调方式，少煎炸。
- 经常食用奶及奶制品。
- 每天可根据自身情况摄入蛋类。

3 选择更加健康的蛋白质食物

- 多吃白肉少吃红肉，红肉摄入过量是心血管疾病、大肠癌发生的危险因素。红肉主要是指畜肉，如猪肉、牛肉、羊肉等；白肉来自鸡、鱼、虾等；尽量少吃加工肉制品，特别是加工的红肉制品，如香肠、午餐肉等。
- 牛奶和鸡蛋也是优质蛋白质的重要来源，每天摄入 1 个鸡蛋、300 ~ 500 克牛奶。如果血脂高，可以少吃蛋黄，选择低脂或脱脂奶，以免摄入太多胆固醇和饱和脂肪。

4 科学搭配

- 食物的生物学科属越远越好。如动物性食物与植物性食物混合比单纯植物性混合好。
- 搭配种类越远越好，如肉类和豆类搭配等。

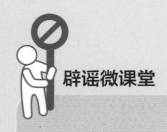

辟谣微课堂

牛奶致癌

前些年，国内流传着喝牛奶致癌的说法。而且理论依据十分的"高大上"。此说法起源于美国康奈尔大学著名的营养学家坎贝尔教授领导的一个实验。研究人员在给予大鼠致癌物黄曲霉素的同时，分别再喂食大豆蛋白或酪蛋白，结果显示酪蛋白比大豆蛋白更容易促进黄曲霉素诱发癌症。由于牛奶中富含酪蛋白，所以"牛奶致癌"说就此流传开来。实际上，实验结果是高纯度的酪蛋白会增加黄曲霉素诱发大鼠患癌的可能性。如果没有黄曲霉素，不是纯酪蛋白，是否还会产生同样的结论需进一步研究证明。人们日常喝牛奶远远达不到这个量，而且大鼠的结果也不能直接推论到人。所以"牛奶致癌"说并不是最终论断。

依靠蛋白粉来补充蛋白质

一般来说，日常通过饮食能补够蛋白质，不要盲目购买蛋白粉。有强烈意愿的，在购买和服用蛋白粉之前，先评估一下自己的膳食蛋白质摄入量。不要在已经摄入大量蛋白质之后再自行服用蛋白粉，以免增加肝脏、肾脏负担，加大患肾结石的风险。

重点人群补充方案

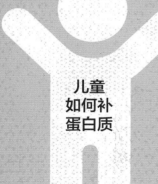

儿童如何补蛋白质

1 宝宝满6个月后添加辅食，可以选择肉泥、肝泥、鱼泥、虾泥等动物性食物。

2 学龄前儿童可以通过适量摄入鸡蛋、瘦肉、猪肝、鱼类来补充蛋白质。同时保证每天摄入一定量的奶制品。

3 学龄期儿童对蛋白质的需求量较大，每天蛋白质的摄入量应占总热量的20%左右。建议食用容易消化吸收的优质蛋白质，如鸡蛋、鸡肉、鱼肉、牛肉、羊肉、大豆及其制品、奶及奶制品。

1 老年人要注意蛋白质的摄取，可以将鸡肉、鸭肉、鱼肉、猪肉、牛肉等食物切小、切碎，增加烹调时间，也可以将肉剁碎后制成肉丸食用，更易于消化吸收。

2 老年人由于消化吸收功能减退，一次进食较多容易消化不良，可遵循少食多餐原则，一天吃 4 ~ 5 餐，这样既可以保证热量和营养素摄入，又可以使食物得到充分吸收利用。

3 需要注意的是，对于一些老年人来说，每天足量摄入蛋白质比较困难，可以遵医嘱选择蛋白质膳食补充剂。

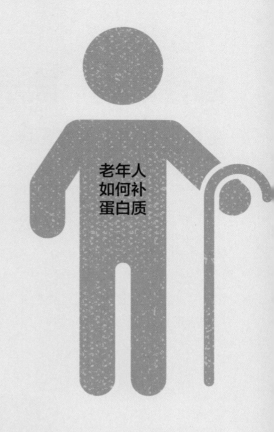

老年人
如何补
蛋白质

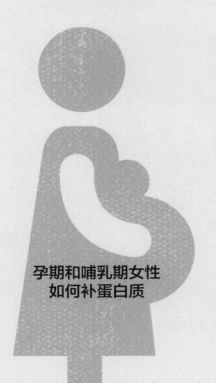

孕期和哺乳期女性
如何补蛋白质

1 中国营养学会推荐蛋白质应占到总热量的 10% ~ 15%，孕妇应适当增加。孕早期蛋白质每日需要量达到 55 克，孕中期达到 70 克，孕晚期达到 85 克，哺乳期达到 80 克为宜。

2 孕期和哺乳期女性在补充蛋白质时，最好将多种食物搭配着吃。将植物性食物与动物性食物搭配食用，是获得蛋白质的好方法，可以使蛋白质互补。比如谷物与乳制品搭配，谷物与肉类搭配，也可以不同食物搭配，比如玉米、小麦、大豆混合食用等，以提高蛋白质的吸收率和利用率。

隐性饥饿　碳水化合物吃错了

主食过于精细，与肥胖、高血糖关系匪浅

碳水化合物，说通俗点就是糖类，是人类主要的热量来源，一日三餐都离不开它。但是，大多数人都不知道该如何合理摄取碳水化合物，爱吃精细米面、经常过量食用，结果导致肥胖。比如，有的人就是喜欢炒饭、炒饼、炒面，精白米面搭配大量的油脂和盐分，再配上一点点绿叶菜；有的人在食堂打饭，先来一份酸辣土豆丝，再点四两（200克）米饭，一顿饭下来，相当于吃了双份碳水化合物，却没有摄入足量的维生素和膳食纤维；还有的人进行"伪养生"，虽说吃的是五谷杂粮磨制的米糊米浆，却习惯加入大量的糖。这些不良习惯都会导致碳水化合物摄入超标，增加患肥胖、糖尿病等的风险。

碳水化合物小档案

碳水化合物是人体所需三大营养素之一。也是人体最主要的热量来源，每天所需热量的 1/2 ~ 2/3 都来自碳水化合物。

成人推荐每日摄取量：
普通成年人每日碳水化合物占总热量的 50% ~ 65%。相当于谷薯类食物 250 ~ 400 克（生重）

主要存在于：谷类、薯类、杂豆类

重点补充人群：
所有人群均适合

缺乏表现：
低血糖、头晕、记忆力差、反应迟缓、容易疲劳、四肢无力、心悸、体重偏轻、营养不良

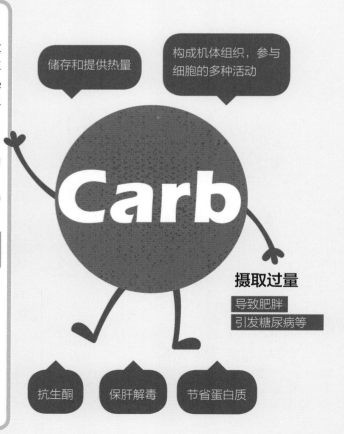

储存和提供热量

构成机体组织，参与细胞的多种活动

Carb

摄取过量
导致肥胖
引发糖尿病等

抗生酮　保肝解毒　节省蛋白质

分清简单碳水化合物和复合碳水化合物

碳水化合物可分复合碳水化合物和简单碳水化合物两种。其中，简单碳水化合物摄入过多容易引起血糖波动、肥胖、血脂异常等慢性代谢性疾病；而复合碳水化合物则对上述不良影响很小。

简单碳水化合物

快速释放热量，升糖快。

在饥饿状态或者低血糖状态时可以进食此类食物迅速补充血糖，但糖尿病和血脂异常等慢性病患者要少选。

复合碳水化合物

缓慢释放热量，不会导致血糖大幅波动，比较抗饿。

日常饮食中，应该尽量选择此类食物。

食物来源

大米、精面粉和其他精制谷物；白糖、红糖、麦芽糖、葡萄糖、蜂蜜、糖浆。

食物来源

全麦及全麦制品、燕麦、糙米、豆类、薯类、蔬菜等。

协和营养师说

"无糖食品"是噱头，要注意食用量

碳水化合物是所有糖类的总称，现在市面上有很多无糖食品，不少人觉得既然无糖就可以放了吃。其实，所谓的"无糖食品"，是指不含蔗糖、葡萄糖、麦芽糖等简单糖，但含有糖醇等糖替代品的食物。大多数无糖食品都是谷类制品，如无糖面包、无糖饼干、无糖月饼、无糖元宵等，虽然没有添加简单糖，但含有大量的碳水化合物，经消化吸收后最终产物还是葡萄糖。如果大量食用，也会造成血糖升高以及肥胖。所以"无糖食品"也不能随意多吃。

此外，有不少人过度迷信蜂蜜，认为其通便效果好。其实，要想发挥蜂蜜的通便效果需要两个条件：食用蜂蜜者是果糖不耐受者，一次性蜂蜜摄入量较大。而且蜂蜜的含糖量高、热量高，因此不能一味迷信蜂蜜水。要想促排便，多吃绿叶菜、梨等富含膳食纤维的食物效果更好。

6 种饱腹感强的优质碳水化合物食物

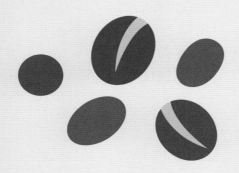

藜麦

膳食纤维含量高达 7.1%，低脂、低热量（357 千卡 /100 克），不易引起血糖波动（GI 值为 35），高蛋白质（14% ~ 22%），富含各种维生素和矿物质。

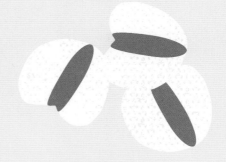

薏米

营养丰富，含碳水化合物 52% ~ 80%，蛋白质 13% ~ 17%，脂肪 4% ~ 7%，富含不饱和脂肪酸。

燕麦

燕麦中含有 β - 葡聚糖，这是一种水溶性膳食纤维，能加快碳水化合物在吸收利用过程中的转运速度和效率，保持餐后血糖稳定。

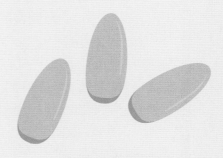

糙米

糙米富含 B 族维生素、维生素 E 和膳食纤维，饱腹感强。

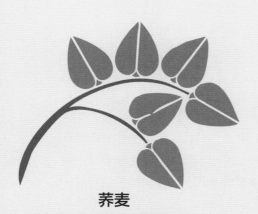

荞麦

荞麦含有丰富的膳食纤维，含有的铁、锰、锌等微量元素也比一般谷物丰富。

玉米

玉米富含膳食纤维，能预防和缓解便秘。玉米中还含有较多的色氨酸和镁，有稳定情绪的作用。

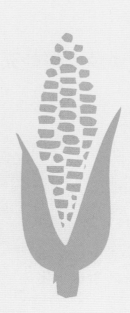

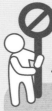 **辟谣微课堂**

少吃或不吃主食更健康

很多人认为碳水化合物会升高血糖、引发肥胖，从而一味少吃主食，甚至干脆不吃。其实，影响血糖和决定胖瘦的是每日摄入食物的总热量，如果只是单纯少吃主食，却大量吃高脂肪肉类和垃圾零食，更容易造成脂肪堆积、血糖升高。

粗粮，多多益善

"吃些粗粮更健康"已成为很多人信奉的健康观念，使得各种粗粮备受追捧。但粗粮中的膳食纤维是一把"双刃剑"，如果过量摄入膳食纤维会使胃排空延迟，造成腹泻、消化不良等，对肠胃较弱的人尤其不利。此外，长时间过多摄入膳食纤维，在延缓脂类和碳水化合物吸收的同时，在一定程度上会阻碍钙、铁、锌等元素的吸收。所以，吃粗粮要适量，每天 100～250 克为宜。

精白米面更养人

经过精制的精白米面，把富含铁、锌、锰、磷等矿物质及各种维生素的粮食表皮完全去掉了，看起来虽然又白又细，但其所含营养素已远不如糙米粗面那样齐全了。长期食用这种细粮，易导致营养素缺乏，由此引发一系列疾病。而糙米粗面虽然看起来粗一些、黑一些，但富含人体必需的各种营养素。适量吃些粗粮有益健康。

重点人群补充方案

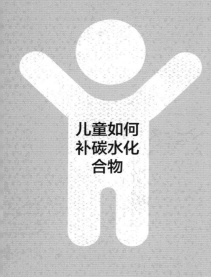

儿童如何补碳水化合物

1 6 个月后的婴儿，要及时添加辅食。把婴儿米粉作为宝宝的第一口辅食是比较安全且容易被宝宝接受的。13 ~ 24 月龄的宝宝每天应摄入 50 ~ 100 克的谷物类。

2 儿童碳水化合物的摄入以谷类为主，2 ~ 3 岁每天应摄入 85 ~ 100 克，4 ~ 5 岁每天摄入 100 ~ 150 克。除了面粉、大米、豆类等，还可以搭配食用根茎类蔬菜，比如土豆、藕等。保持每天三餐两点，除正餐中的谷薯类外，加餐时可以让孩子吃几片饼干或水果，以补充碳水化合物。

3 6 岁以后的学龄儿童可以参照成人的主食量和种类，根据个人的饭量灵活掌握。一般每天主食控制在 150 ~ 300 克。

1 由于老年人的胃肠道功能退化，主食要尽量多吃软烂的饭、粥等，便于消化吸收。不好消化的五谷杂粮可以制成米糊或豆浆食用。

2 由于老年人消化功能不好、牙齿缺损，可以采用少食多餐的方式。大块的食物要切成小块再食用。

3 每天谷薯类食物要控制在 250 ~ 350 克。摄入的主食品种要多样，每天保证 2 ~ 3 种主食。

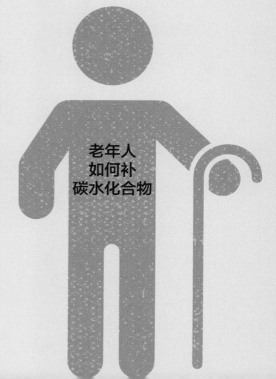

老年人如何补碳水化合物

1 孕早期碳水化合物的量与孕前相同，不必增加。此阶段可能会有妊娠反应，如果孕吐比较厉害，要注意碳水化合物摄入不能太低，以免出现酮症酸中毒，影响胚胎发育。此时可以选择清淡、易消化的食物，少喝粥、汤面等，多吃干的主食，如烤馒头、饼干等。可以缓解恶心。

2 孕中晚期碳水化合物需要量增加，此时应注意不要摄入太多，控制好量，以免引起体重过度增加。可以适当选用一些薯类来代替谷类。薯类包括土豆、红薯、山药、芋头等。这些食物虽然淀粉含量高于普通蔬菜，但比谷类则低许多，而且富含膳食纤维，饱腹感强，可以润肠通便，帮助控制体重和缓解孕期便秘。

3 孕期血糖控制不佳者更需要注意碳水化合物食物的摄入。除了主食以外，还需要控制一切甜食，水果也需要限量。

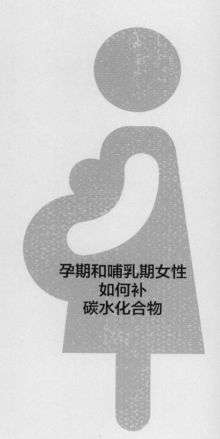

孕期和哺乳期女性如何补碳水化合物

糖尿病患者如何补碳水化合物

1 主食要尽量吃得粗一点儿，可多吃粗粮、杂粮，如燕麦片、玉米、小米、糙米、荞麦等。

2 在烹调时，可在大米中加糙米、小米、玉米、红豆等做成杂粮饭，也可以在面粉中加入荞麦粉、玉米粉等做成杂粮馒头，这样既可延缓血糖升高，还增加了维生素的摄入，可谓一举多得。

3 增加薯类的摄入，如土豆、红薯、山药、芋头等，虽然其淀粉含量比普通蔬菜高，却是低脂肪、高膳食纤维食物，饱腹感特别强，有助于控血糖。

4 出现低血糖时，可以适量进食一些精制碳水化合物食物（麦芽糖、水果糖、白米饭、白面包、起酥面包等）。

隐性饥饿　坏脂肪超标，好脂肪缺乏

炒个菜放 30 克油、爱吃甜点，脂肪不超标才怪，增加罹患"三高"的风险

可以说，中国人对餐食中的油是爱恨交加，一日三餐烹炸炒拌少不了油。无论是清炒绿色菜蔬、油煎肉食，还是葱油饼、油泼面，因为有油脂的加入，使得菜品变得香气扑鼻，味道诱人。尤其是外卖食品，更是油大盐多的"重灾区"。另外，还有一些卖相好但脂肪含量爆表的网红甜点，深得"90后"喜爱。就这样，一口口、一顿顿，体内的脂肪越来越多，远远超过身体需要，最终导致年纪轻轻就患上肥胖、高血压、血脂异常、糖尿病。

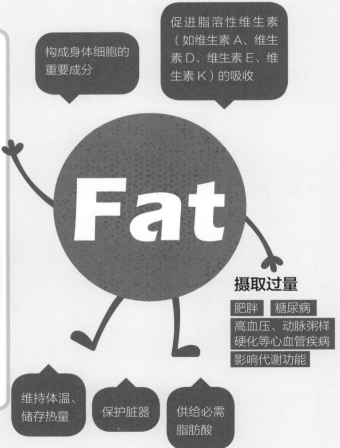

脂肪小档案

脂肪能够提供热量，保护脏器，维持体温，改善食物口味，促进维生素吸收。脂肪对于人体十分重要，吃少了不行，吃多了也不行，吃得不对还不行。

成人推荐每日摄取量：
占总热量的 20% ~ 30%

主要存在于：橄榄油、菜籽油、花生油、猪肉（五花肉等）、牛肉等；坚果种子，如花生、核桃、芝麻等；大豆，如黄豆等。

缺乏表现：
营养不良、疲劳无力、容易饿、皮肤粗糙、大脑发育迟缓、影响性功能

构成身体细胞的重要成分

促进脂溶性维生素（如维生素 A、维生素 D、维生素 E、维生素 K）的吸收

摄取过量

肥胖　糖尿病
高血压、动脉粥样硬化等心血管疾病
影响代谢功能

维持体温、储存热量

保护脏器

供给必需脂肪酸

脂肪有好坏之分

一味抵触脂肪不利于身体健康。用正确的态度对待脂肪很重要，摄取脂肪不再单纯看"量"，而是注重"质"，可按照"好脂肪""坏脂肪"的标准来选择饮食。

"好脂肪"是指富含不饱和脂肪酸（包括单不饱和脂肪酸与多不饱和脂肪酸）的脂肪，有助于调节血脂，比如橄榄油、鱼肉、花生、瓜子等富含"好脂肪"。"坏脂肪"是指饱和脂肪酸和反式脂肪酸，主要存在于肥肉、动物油、油炸食品、甜点等中，过多摄入会导致动脉粥样硬化等心血管疾病及癌症、肥胖等。

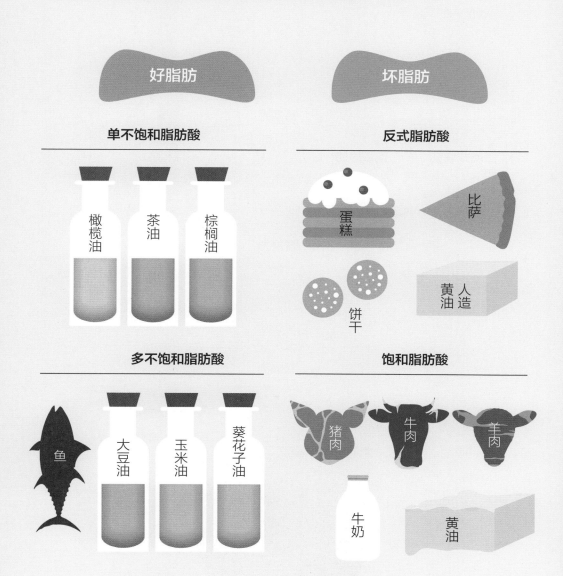

学会饮食替换，科学吃脂肪

"好脂肪"大多来源于天然植物性食物，如各种坚果、大豆等；而"坏脂肪"较多来源于畜类脂肪和加工食品中的脂肪，如肥肉、人造黄油、人造奶油等。我们知道，血管中有好胆固醇和坏胆固醇。高密度脂蛋白胆固醇是好胆固醇，在体内以高密度脂蛋白的形式存在，如同运送垃圾的卡车，帮助清理血管垃圾。而低密度脂蛋白胆固醇是坏胆固醇，它是形成斑块、引起"血管交通"堵塞的罪魁祸首。尽量用"好脂肪"代替"坏脂肪"，能帮助升高高密度脂蛋白、降低低密度脂蛋白，从而降低心血管疾病的发生率。

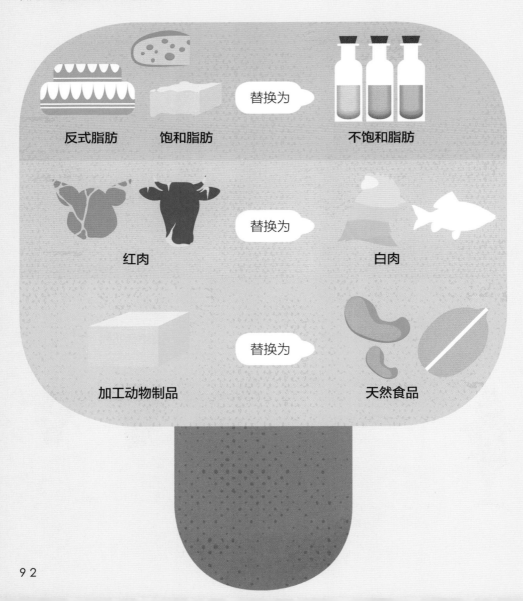

反式脂肪　　饱和脂肪　　替换为　　不饱和脂肪

红肉　　替换为　　白肉

加工动物制品　　替换为　　天然食品

揪出隐形肥肉

肥肉中蛋白质、维生素等的含量微乎其微，90% 是脂肪，而且是饱和脂肪酸。大口吃肥肉的事儿相信不会有多少人干，平时我们更应该提防那些不知不觉中吃进去的"肥肉"。

排骨

肥瘦相间的排骨，有很多隐形肥肉。

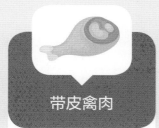

带皮禽肉

鸡皮、鸭皮和皮下那层油脂最好去掉。

猪瘦肉

瘦肉中也含脂肪，只是脂肪含量比较少，但也不能毫无顾忌地吃。

牛羊肉卷

肉卷大多是肥肉相间的。

肉丸子

肥肉和淀粉是常用的配料。

肉馅主食

肉馅饺子基本是三分肥七分瘦。

● 协和营养师说 ●

健康吃脂肪，牢记这 3 点

1 食用油以植物油代替植物黄油、猪油等。

2 肉类多用白肉替换红肉。

3 零食多用天然食物代替加工食品。

减少烹调用油，让身体更健康

人们日常摄入脂肪的主要途径就是食用油，其次为油脂含量丰富的动物性食品、豆类、坚果种子等。因此，减少烹调用油，是阻断脂肪摄入的重点。

选择植物油，远离动物油

食用油分动物油和植物油两类，猪油、奶油、牛油、鸡油等动物油中饱和脂肪酸的含量较高，会加剧动脉粥样硬化，建议选择植物油为主要烹调用油。

植物油以不饱和脂肪酸为主，但也要限量食用，每人每天不超过30克。

换着吃油更健康

不同植物油的脂肪酸构成不同，营养特点也不同，因此应经常更换烹调油的种类，食用油多样化才是最佳选择。换着吃油有两种方式，日常用得最多的炒菜用油，可不同类别进行替换，比如吃完花生油换葵花子油，下次再换茶子油。也可以2～3种油掺在一起使用。

严控用量

无论选哪一种油，每日用量不宜超过30克。再健康的油，脂肪含量也超过99%，多吃都会令人发胖。

选择合适的烹饪工具也很重要，比如使用不粘平底锅，5克油就可以铺满锅底，不仅增加了油和菜的接触面积，还可以减少用油量。

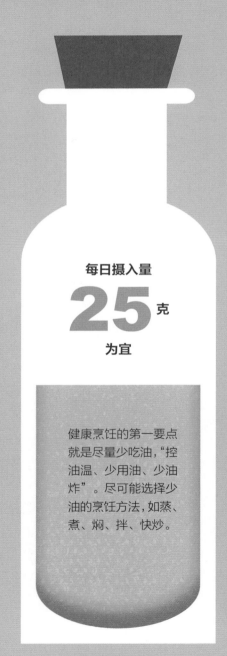

每日摄入量

25克

为宜

健康烹饪的第一要点就是尽量少吃油，"控油温、少用油、少油炸"。尽可能选择少油的烹饪方法，如蒸、煮、焖、拌、快炒。

辟谣微课堂

不能吃蛋黄，胆固醇含量高

《中国居民膳食指南》强调吃鸡蛋不必丢弃蛋黄。这是因为胆固醇本身是人体必需的重要成分，而且人体内的胆固醇大部分是自身合成的，少部分由饮食供给，人体自身脂肪代谢对血中胆固醇水平的影响要远大于膳食中胆固醇含量的影响，正常人不必严格限制胆固醇的摄入，因此吃鸡蛋的时候不必去蛋黄。对于某些需要限制胆固醇摄入的患者，如患有血脂异常、脂肪肝等，可以吃鸡蛋黄，但是要控制量。比如正常人一周不超过 7 个全蛋，胆固醇异常者一周全蛋控制在 3 ~ 4 个。

体检血脂高，最好饮食无油

很多人认为血脂偏高是吃油多造成的，因此带点儿油的东西都不沾。这种认知过于片面。因为适量的油不仅能提供人体所需的脂肪酸，促进人体吸收维生素等有益物质，还能预防胆结石。即便在节食减肥的时候，每天也需要至少 20 克膳食脂肪才能维持胆汁的正常分泌。

协和营养师说

怎样吃坚果最合理

对消化不良的人以及贫血、缺锌的人来说，坚果打碎吃更好吸收。但是，对需要控制血糖、血脂的人来说，坚果可以整粒吃，但要细细咀嚼，这样不易引起血糖波动，还容易控制食量，对控制血糖、提高饱腹感也有益处。

优质脂肪食物有哪些

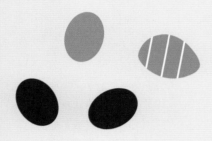

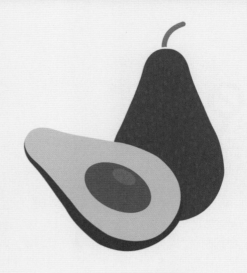

奇亚籽

奇亚籽虽然小，但营养价值很高。28 克奇亚籽中就有 8.8 克脂肪，而且这些脂肪大部分是 ω-3 脂肪酸，能帮助降低血液中的甘油三酯。

牛油果

一个 200 克左右的牛油果含 29 克脂肪，其中油酸含量丰富，对人体健康有益。牛油果还含有丰富的膳食纤维、胡萝卜素、钾等，可以说是一种高营养密度食物。

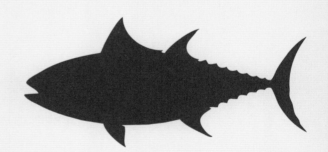

鸡蛋

一个煮熟的鸡蛋（约 50 克）可以提供 5.3 克脂肪，蛋黄中还含有维生素 D、胆碱，有助于维持肝脏、大脑、神经和肌肉的正常功能。蛋黄中还含有叶黄素，有助于维持视力健康。

深海高脂鱼

深海鱼中富含不饱和脂肪酸，对心脏和大脑有重要作用。美国心脏协会推荐：每周至少吃 2 份深海鱼，每份约 60 克。这些鱼包括新鲜的金枪鱼、三文鱼、沙丁鱼等。

Part

3

有魔力的彩虹饮食法则，轻松打败隐性饥饿

改变隐性饥饿，应调整自己的饮食习惯，摄入颜色丰富的彩虹饮食。最好吃得自然、"粗糙"些。食物无对错，烹饪是关键，多采用清蒸、白灼、凉拌等烹饪方式，既能减少营养损失，也能避免摄入过多油脂导致热量超标。

食物多样化这样安排

谷类、薯类、杂豆类
平均每天 3 种以上，每周 5 种以上

蔬菜、菌藻和水果类
平均每天 4 种以上，每周 10 种以上

鱼、蛋、禽肉、畜肉类
平均每天 3 种以上，每周 5 种以上

奶、大豆、坚果类
平均每天 2 种，每周 5 种以上

按照三餐的分配，早餐至少摄入 4 ~ 5 个品种，午餐摄入 5 ~ 6 个品种，晚餐 4 ~ 5 个品种，加上零食 1 ~ 2 个品种。

注：烹调油和调味品不计算在内

把分量变小点儿，让种类变多些

　　这里所说的食物多样化，是在总热量不变的情况下，种类越多越好，而不是主张多吃。小分量就是实现食物多样化的一个好办法，同样一顿饭，每道菜的分量少一点，多吃几样，就能吃进更多的种类了。

多与家人一起用餐
一个人可能只吃两道菜，全家人就可以吃好几道菜。

在餐馆就餐
尽量选择分量较小的菜肴，多点两份。

　　把分量变小不仅能摄入更多种类，还能有效控制进食量，可以选用小碗盛装主食。吃零食的时候也要尽量选择小包装的。

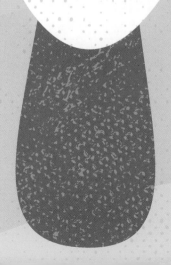

巧搭配，常换样

　　不同的食物营养各有特点，吃得多种多样才能得到全面的营养，这也是平衡膳食的基本要求。也就是说，食材要巧搭配、常换样。一天下来，要尽量做到荤素搭配、粗细搭配、多种颜色搭配，吃出一道彩虹。

　　再好的食物好也不能总吃一两种。比如，鸡肉虽富含优质蛋白质、脂肪含量低，但是铁含量相对不高，所以要和鱼肉、牛肉、羊肉、猪瘦肉等交替来吃。再比如，菠菜属于高膳食纤维、高叶绿素食物，但也不能天天吃，要搭配其他蔬菜，如芹菜、白菜、白萝卜、茄子、芦笋等，营养更均衡。

法则二

主食是健康的基础

不知道大家身边有没有这样的朋友，常年嚷嚷着"我要减肥，不吃主食了"……殊不知，如果长期不吃主食，可能看起来瘦了，但热量摄入是不够的，体重很容易反弹，还容易出现低血糖、焦躁易怒、便秘、月经紊乱等问题。主食是平衡膳食的基础，一日三餐都应该摄入。《中国居民膳食指南》推荐每人每天摄入250～400克谷薯类食物。

250～400克主食有多少

75克
馒头
（50克面粉）

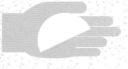

半个手掌可以托住，五指可以抓起的馒头，约75克

125克
米饭
（50克大米）

11厘米（3.3寸）

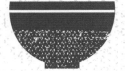

标准碗半碗米饭，约125克

11厘米（3.3寸）

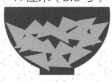

生土豆去皮切块后，标准碗大半碗约100克

100克
土豆

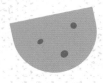

成人拳头大小的土豆约100克

将全谷物和杂豆融入膳食中

合理营养要以合理搭配为基础，而"粗细搭配"则为经典的搭配之一。全谷物是指未经精加工或虽经碾磨、粉碎、压片等处理但仍保留了完整谷粒的胚乳、胚芽、麸皮及其天然营养成分的谷物，包括稻米、玉米、小米、高粱米、燕麦、荞麦等食物。红豆、绿豆、芸豆、花豆等属于杂豆，可以单独食用，也可与精白米面搭配食用。

更多摄入全谷物和杂豆的方法

1 做小米粥、燕麦粥、八宝粥等。

2 在小麦粉中混合玉米粉、绿豆粉，或者用全麦粉做馒头或面包（全谷物占三分之一）。

3 大米中加入糙米、燕麦、红豆、绿豆等烹制米饭（全谷物或杂豆占三分之一）。

4 将芸豆、花豆、红豆煮软，适当调味也很美味。

5 绿豆、红豆泡涨发芽后，做成炒菜或凉拌菜。

增加薯类摄入

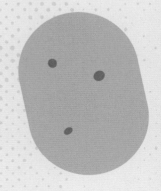

薯类包括土豆、红薯、山药、芋头等，虽然淀粉含量比普通蔬菜高，但饱腹感强，营养价值比精白米面高。

要想真正发挥薯类的优势，应该把它们当主食吃，就是不加油、盐、糖，不油炸，采用蒸、煮、烤箱烤等方式，比如烤红薯、蒸土豆等。同时，进食此类食物后要相应减少米面等主食的摄入量，确保总热量不超标。

法则三

餐餐有蔬菜，一定要多吃

不少"肉食动物"不爱吃菜，有些人常吃外卖，有些人牙口不好吃蔬菜费劲儿……都会造成蔬菜摄入不够，引起体内的维生素、矿物质、膳食纤维和植物化学物等缺乏，从而增加心血管、糖尿病等慢性病的发病风险。《中国居民膳食指南》建议每天进食 300 ~ 500 克蔬菜。

300 ~ 500 克蔬菜有多少

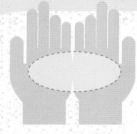

双手并拢，一捧可以托起的量，多用来衡量叶菜类蔬菜

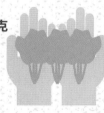

100克
菠菜

一捧菠菜（约3棵）

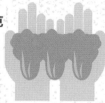

100克
油菜

一捧油菜（约3棵）

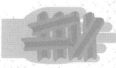

100克
芹菜

一捧芹菜段

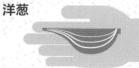

80克
洋葱

手心托半个洋葱

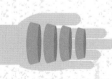

70克
胡萝卜

单手捧的胡萝卜块

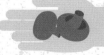

50克
香菇

手掌放2朵鲜香菇

每天 500 克蔬菜，种类超 5 种

　　吃蔬菜的基本原则是：每天 300 ～ 500 克（生重），最好有一半以上是绿叶蔬菜，种类最好超过 5 种且越多越好。每天摄入的蔬菜可以是根、茎、叶、花、果实、菌藻类等，其中菌藻类（木耳、蘑菇等）最好每天都有。从数量上来说，100克生蔬菜做熟之后相当于一个网球大小，因此每天吃 5 个网球大小的熟蔬菜即可。

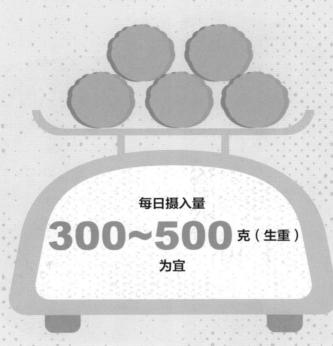

每日摄入量

300~500 克（生重）

为宜

协和营养师说

烹饪蔬菜的 3 个细节

1 蔬菜洗后再切可以减少水溶性维生素从切口流失，还要注意现吃现做，别提前切好放置太久，这样会造成营养素的流失。

2 如果身体允许，蔬菜尽量切大块，切得越细碎，烹调的时候营养流失越多，因此为了更好地保存营养，尽量切大块。

3 炒的时候要急火快炒，减少加热时间造成的营养流失，炒好立即出锅。

不必纠结生吃还是熟吃，各有各的好

　　蔬菜中有一些品种是可以直接生吃的，比如番茄、黄瓜、生菜、紫甘蓝等，都是凉拌菜、沙拉中经常用到的。对于这些蔬菜，很多人会纠结怎样吃能获得更多的营养，这里就说个明白。

生吃蔬菜的优点

　　蔬菜中富含水溶性维生素，尤其是维生素 C、叶酸等，不耐热，加热后有所损失，生吃可以更好地吸收这些营养素。直接生吃或切完简单凉拌，低油、低热量，且营养保留完整。

生吃蔬菜的缺点

　　不宜大量吃。敏感的人食用后容易出现肠胃不适感。

熟吃蔬菜的优点

　　熟吃蔬菜可以轻而易举就吃进去足够的量，而且蔬菜中的某些脂溶性营养素需要用油炒才能更好地吸收。

熟吃蔬菜的缺点

　　会损失某些不耐热的维生素，还容易摄入过多的油和盐。

生吃和熟吃相结合

　　生吃和熟吃各有优点，最好的办法是二者结合，让蔬菜的营养优势得以充分发挥。

　　一天之中以熟吃为主，搭配凉拌蔬菜。

　　烹调蔬菜要大火快炒，减少营养流失，并且控制油、盐的用量，减少热量的摄入。

　　虽然生吃蔬菜是个好主意，但每个人的接受程度不同。如果生吃蔬菜后出现腹痛、腹胀、腹泻等症状，建议可以把蔬菜略焯后再吃。

熟吃蔬菜的营养烹调法

1 蒸

胡萝卜、南瓜、豆角、茄子、菜花、白萝卜等都可以切块直接蒸熟食用。甜味的胡萝卜和南瓜不需要加调料，直接食用也很好吃。豆角和茄子蒸熟后加点盐和芝麻酱拌一下就很美味。菜花、白萝卜蒸熟后加少许盐、胡椒粉和香油拌一下即可食用。

2 焯

有些绿叶菜有涩味，适合沸水快焯，焯水时最好加点油，如菠菜、苋菜、红薯叶等。焯水可以去掉草酸，虽损失一部分营养素，但体积大大缩小，一次吃半斤完全不费劲。而像芹菜、胡萝卜、西蓝花、菜花这类蔬菜，烹调或凉拌前先焯烫一下，口感更好，也易于消化。

3 煮

味道不涩的叶类蔬菜和根类蔬菜适合煮，如芽苗类蔬菜、白菜、茼蒿、油麦菜、小白菜、白萝卜等。将其放到肉汤、鸡汤中煮熟，或炝锅后加点儿水煮，清爽可口。煮时宜少放水，盐也少放，连汤一起吃掉就能得到大部分营养素。

4 焖

质地坚实的蔬菜适合用焖的方法，如豆角、菜花、茭白、竹笋之类，本身不太吸油，先炒一下，然后加点调料焖熟就行了。

法则四

适量摄入肉鱼蛋，不给身体加负担

你是无肉不欢，撸串自由？还是要减肥不敢吃肉？吃肉过多会导致热量过剩、饱和脂肪偏多；而一味吃素会导致营养素缺乏。食物本没错，关键要看吃法和摄入量。《中国居民膳食指南》推荐每天吃畜禽肉40 ~ 75 克、水产品40 ~ 75 克、蛋类40 ~ 50 克。

40 ~ 75 克肉鱼蛋有多少

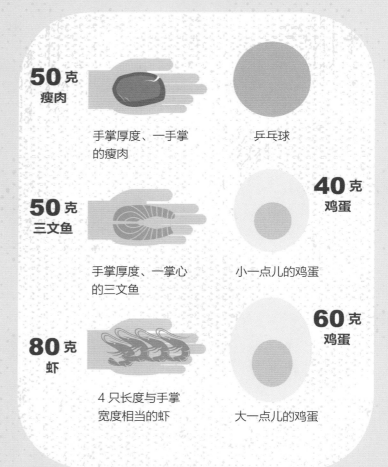

50克
瘦肉

手掌厚度、一手掌的瘦肉

乒乓球

50克
三文鱼

手掌厚度、一掌心的三文鱼

40克
鸡蛋

小一点儿的鸡蛋

80克
虾

4 只长度与手掌宽度相当的虾

60克
鸡蛋

大一点儿的鸡蛋

肉类选择顺序：没腿的→两条腿的→四条腿的

　　肉的种类有很多，若把肉分成没有腿的、两条腿的和四条腿的三个梯队，建议大家按照没腿的→两条腿的→四条腿的顺序进行选择。第一梯队没腿的，包括鱼、虾、贝等；第二梯队两条腿的，包括去皮的鸡、鸭、鹅等；第三梯队四条腿的，包括猪、牛、羊等。第一、二梯队的肉可以适当多吃，但也需要多种肉类交替摄入。

　　需要注意的是，我国居民摄入猪肉的比例过高，很容易造成饱和脂肪酸摄入过多，可以适当增加鱼肉的摄入。

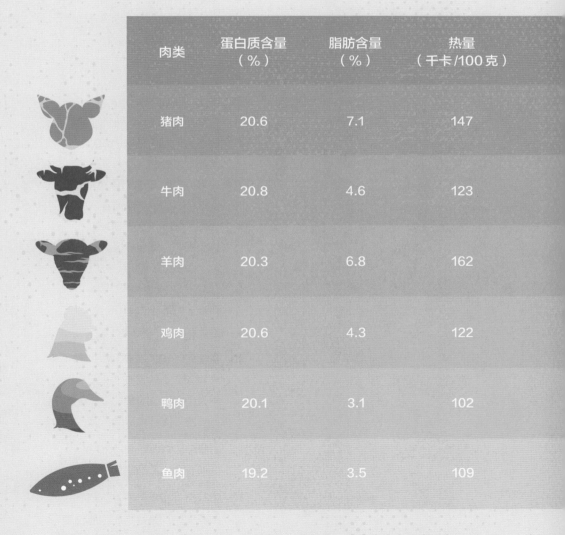

肉类	蛋白质含量（%）	脂肪含量（%）	热量（千卡/100克）
猪肉	20.6	7.1	147
牛肉	20.8	4.6	123
羊肉	20.3	6.8	162
鸡肉	20.6	4.3	122
鸭肉	20.1	3.1	102
鱼肉	19.2	3.5	109

事先了解肉类哪部分脂肪高

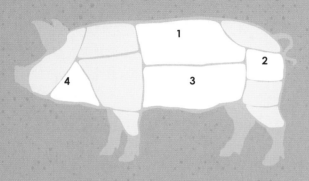

1 **里脊肉** · 150 千卡 /100 克
瘦肉，无筋，肉嫩，脂肪含量低

2 **坐臀肉** · 165 千卡 /100 克
瘦肉，肉质老，脂肪含量低

3 **五花肉** · 557 千卡 /100 克
肥瘦相间，脂肪含量高

4 **夹心肉** · 349 千卡 / 100 克
三层瘦肉、二层肥膘互夹，皮较薄，
肉质松软

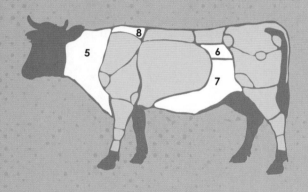

5 **颈肉** · 160 千卡 /100 克
脂肪少，红肉多，带筋，肉质较硬

6 **里脊肉** · 134 千卡 /100 克
肉质最柔软的部分，几乎没有油脂

7 **牛腩** · 326 千卡 /100 克
脂肪少，筋少，瘦肉多

8 **上脑** · 193 千卡 /100 克
肉质细嫩，肥瘦均匀，脂肪含量高

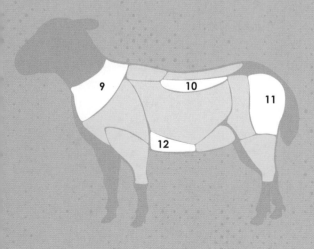

9 **颈肉** · 135 千卡 /100 克
肉质较老，夹有细筋

10 **脊背肉** · 103 千卡 /100 克
外脊肉，有一层皮带筋，肉质细嫩；
里脊肉，纤维细长，是羊身上最鲜嫩
的瘦肉，脂肪含量低

11 **后腿肉** · 110 千卡 /100 克
肉质较嫩，肥瘦相间

12 **胸口肉** · 133 千卡 /100 克
肥多瘦少，腰窝附近肉质较老

最健康的鸡蛋烹饪方式

鸡蛋有多种吃法，蒸、煮、炒、炸、冲等，在众多吃法中，蒸和煮是最健康的吃法。

需要注意的是，煮鸡蛋时间以8～10分钟为宜，此时鸡蛋熟度适宜，不但口感好，细菌也被消灭了，影响蛋白质吸收的成分也没有了。吃煮鸡蛋时要细嚼慢咽，以免影响消化吸收。另外，鸡蛋中维生素 C 的含量较少，进食时最好搭配适量蔬菜。对于老年人和儿童来说，蒸鸡蛋和蛋花汤比较合适，因为这两种做法蛋白质更好吸收。

鸡蛋不同吃法的营养吸收和消化率

煮蛋	100%
蒸蛋	100%
嫩炸	98%
炒蛋	97%
开水、牛奶冲蛋	92.5%
老炸	81.1%
生吃	30%～50%

常吃深海鱼更健康

鱼肉是很多人喜欢的一种食物。首先它的蛋白质含量丰富，氨基酸的种类齐全，易被人体吸收；其次鱼肉的脂肪少，且含有不饱和脂肪酸，有利于调节血脂，预防心脑血管疾病。

在众多鱼类中，提倡大家吃深海鱼（三文鱼、沙丁鱼、金枪鱼等），因为深海鱼中 ω-3 脂肪酸含量较为丰富，能够帮助调节血脂、降低炎性反应、预防老年痴呆。

天天有水果，抗氧化、助消化

水果含有丰富的维生素 C、膳食纤维，适量吃水果能帮助抗氧化、助消化，对身体健康有益。但是，有些人忙起来没时间吃水果，有些人水果随便吃，有些人用水果代替三餐……这都容易导致隐性饥饿。《中国居民膳食指南》推荐每天吃水果 200～350 克，最好直接食用，不要榨汁。

200～350 克水果有多少

250克
苹果

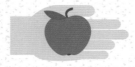

成人一只手可握住的苹果

150克
香蕉

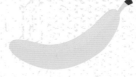

一根中等大小的香蕉

100克
葡萄

80克
哈密瓜

成人单手捧葡萄
（14～15 颗）

成人单手捧哈密瓜块

正确吃水果，你做到了吗

选时间

对普通人来说，吃水果的时间没有限制，但不要空腹大量摄入未熟透的柿子、菠萝、芒果等富含鞣酸、蛋白酶的水果，以免刺激肠胃。

有减重需求的人不能用水果代正餐，可在餐前用低热量水果替代部分主食，通过控制热量帮助减重。血糖高的人，水果不要和正餐合吃，否则会增加胰腺负担，而应作为加餐，最好放在两餐之间，或者在容易出现低血糖时段之前食用。可选择在上午 10 点或下午 3 点食用，晚饭后 1 小时或睡前 1 小时也可以食用。

挑种类

每 100 克含糖量 <10 克的水果
比如柚子、柠檬、青梅、李子、枇杷、草莓等。

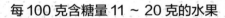

每 100 克含糖量 11 ~ 20 克的水果
比如芒果、甜瓜、橘子、蓝莓、苹果、鸭梨、葡萄、菠萝等。

每 100 克含糖量 >20 克的水果
比如山楂、冬枣、香蕉、火龙果、百香果、椰子等。

果汁损失太大了

鲜榨果汁看上去很时尚，口感也很好，但《中国居民膳食指南》中明确提出"喝果汁不能代替水果"，这是因为鲜榨果汁远没有人们想象的那么好。但是，对于咀嚼能力不强的朋友来说，不滤渣的鲜榨果汁也是退而求其次的选择。

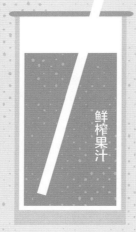

鲜榨果汁

得到更多的糖分

失去很多膳食纤维

维生素流失很快

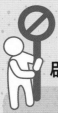

辟谣微课堂

水果代替正餐

很多人尤其是减肥者，经常用水果代替正餐。水果中 85% ~ 90% 是水分，且富含碳水化合物（主要是单糖或双糖），而脂肪和蛋白质的含量极低，所以不宜用来代替正餐。长期用水果代正餐，就会造成蛋白质不足、贫血、缺钙、维生素 B_1 缺乏等问题。

水果的营养不能替代谷薯、豆类、坚果、鱼肉、蛋奶等其他食物的营养。健康的饮食方式，应该是在控制总热量的前提下，尽量增加蔬菜和水果的摄入，做到全面、均衡。另外，不同的水果含有不同的营养素，所以吃水果也要多样化，不可只吃某一两种，多样化选择更有利于营养均衡。

迷信高档水果

很多人认为价格贵的水果营养价值高，尤其是那些进口水果。其实吃水果要以鲜为主。新鲜水果营养成分保留更完整，且口感好；进口水果在运输过程中容易损失营养物质，尤其是需要长途运输的水果，这些水果在未完全成熟的时候被摘下来，并通过化学方式保鲜，品质易受损。

吃水果减肥

水果中的热量远超同重量的蔬菜，且水果中的糖多为易消化的简单糖，再加上水果味道甜，让人爱不释手，很容易进食过量导致肥胖。因此吃水果减肥不科学，也不容易。

白开水、牛奶，离不开的健康饮品

市售饮料大多高糖，长期喝这些饮料容易变胖，还会增加患龋齿、糖尿病、痛风等的风险。因此，推荐喝白开水、淡绿茶及花草茶、牛奶、豆浆等健康饮品。

每天 8 杯白开水，喝出健康

中国营养学会推荐每天饮水 1500 ～ 1700 毫升，可满足身体的需求。大量研究表明，白开水的安全性、纯净度、穿透性都很好，且在体内的吸收很好，因此只要水源干净，建议大家将白开水作为主要饮品。

建议喝水时间

每日饮水
1500~1700 毫升
为宜

6:30
身体排毒
促进血液循环

9:00
提振精神
开始忙碌的一天

11:00
放松身心

13:00
促进消化
保持身材

15:00
缓解疲劳

18:00
补充水分
增加饱腹感

19:30
促进晚餐的消化吸收

21:00
备足一夜所需水分
（少量）

每日摄入量

300~500克

为宜

牛奶营养丰富，是人们饮食中的重要组成部分。中国营养学会建议，每人每天补充 300 ~ 500 克奶（或等营养效果的奶制品）。对大部分人来说，从营养和口感角度考量，全脂奶更优秀。脱脂奶只适合部分人群的需求，如有减重需求的人、有心血管疾病需要控制血脂的人等。

喝牛奶腹泻、腹胀怎么办

有些人喝完牛奶会出现腹泻、腹胀的情况，这很可能是身体缺少乳糖酶导致的。在我国有三分之二的成年人缺少乳糖酶，这部分人会出现乳糖不耐受。可是牛奶是钙的优质来源，大家不能轻易放弃它。建议乳糖不耐受者这样喝牛奶。

牛奶分次喝

乳糖不耐受的人可以将 250 克左右的牛奶分多次饮用，这样可以有效降低不耐受的情况。

将牛奶换成酸奶

等量的情况下，酸奶中的乳糖比牛奶要少三分之一，所以人体对酸奶的耐受性更好。

选用去乳糖奶制品

舒化奶和去乳糖奶粉都是不含乳糖的奶制品，这类奶制品中的蛋白质和钙都保留了，比较适合乳糖不耐受的人饮用。

除了腹胀、腹泻，如果喝完牛奶还有一些如湿疹、咳嗽、气喘等的过敏症状，要考虑可能为牛奶过敏。牛奶过敏人群应积极回避牛奶及奶制品，可以喝豆浆、白开水等其他饮品。

喝牛奶有"二忌"

1 与茶一起饮用

茶叶中含有大量鞣酸，会与牛奶中的钙离子发生反应，产生不溶解的钙盐，影响钙的吸收。

2 用牛奶送服药物

牛奶中的蛋白质会与多种金属离子结合，影响含有金属离子药物在体内的药效。

牛奶也不能和钙片一起服用。钙量过高会降低吸收率，出现"1+1 < 2"的情况。所以最好将牛奶和钙片安排在不同的餐次中服用。

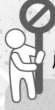 辟谣微课堂

牛奶加热后，营养会严重流失

牛奶的营养价值确实会因为加热受到影响。牛奶中的钙对 100℃ 以下的加热不太敏感，不会在加热过程中产生明显变化。在加热过程中，部分蛋白质会变性，但并不意味着完全失去营养价值，不必过分在意。如果想将牛奶的营养流失降到最低又想喝上热牛奶，可以采用隔水加热的方法，温度保持在60℃。

建议大家根据包装上的提示存放牛奶，如常温奶放在干燥阴凉处、巴氏奶冷藏保存，并尽量在保质期内饮用完。

法则七

控制量 油盐糖

火锅、串串、炭烤、麻辣小龙虾等重口味食物已是有些人的饮食常态。然而长期如此饮食，容易影响身体健康。中国营养学会提倡清淡饮食，那么对于吃惯了重口味的人，想要减油、减盐、减糖，有何妙招呢？下面一起来看看吧。

减少吃油的诀窍

中国营养学会建议成年人每天烹调油摄入量为25～30克。如果把这25克食用油倒在白瓷勺里，正好是两勺半。为了减少食用油的摄入量，大家可以从以下5个方面入手：

尽量减少外出用餐的次数。一般餐馆里的菜用油量较大，而且一些黑心商家会使用劣质油。

改变烹调方式，尽量采用蒸、煮、炖、焯等方式，以减少食用油的摄入。

酥皮点心、奶油蛋糕等食物中可能会含有反式脂肪酸，日常生活中要少吃这类食物。

做汤或炖菜时，可以直接将食材放进锅中，不需要再用油煸炒。

尽量使用不粘锅、微波炉等炊具，减少"润锅油"的使用，从而降低食用油的摄入。

"盐"多必失，全天不超过 6 克

中国营养学会建议每人每天的食盐摄入量在 6 克内，相当于普通啤酒瓶盖一瓶盖的盐。为了减少盐的摄入量，下面教大家几个小妙招。

烹调时用酸味调料汁（如醋、柠檬汁等）代替一部分盐，可以让食物更鲜美。

拌凉菜的时候最后放盐，并用醋提升咸度。

每日摄入量

6 克以内

改变烹调方式，多用蒸、煮、微波烤等方式，尽量享受食物的天然味道，避免喝菜汤。

用酱油等调味品时要控制量，每 6 毫升酱油所含的钠离子相当于 1 克盐中钠离子的量。如果是"酱爆""酱香"操作，建议减少用盐量。

用食物本身的味道来提升菜的口感和味道，如番茄、洋葱、胡萝卜等作为辅料或配菜。

最后一道汤可以不放盐。盐味是可以累积的，在吃过其他菜以后，口腔里会留有盐分，因此，最后喝汤的时候就算不放盐，味道也不错。

怎么减少添加糖的摄入

白开水是最好的饮料，尽量不喝含糖饮料。

只有饮料可选，要选"0热量"饮料，即热量低于17千卡/100毫升的。"0热量"不代表没热量，而是热量低。各种茶水，如红茶、绿茶、菊花茶等都是0热量，市售茶饮料如果没添加蔗糖，甜味来自阿斯巴甜、甜蜜素等甜味剂，也是0热量（甜味剂虽然在规定限量内使用对人体无碍，但经常大量摄入对身体终究不好）。

喝茶、咖啡时不加糖。

甜品中的糖可通过限制食用量或者降低制作过程中的用糖量，或者用天然果干替代精制糖的方法来减少糖摄入。

烹调时也要少加糖，如果喜欢用糖调味，要控制用量，不要大量添加。

如果确实喜欢将果酱抹在面包上，应尽可能用甜味剂代替，并且不用或少用植物黄油或人造奶油。

在选购包装食品时，要先看看食品营养标签，尽量选择低糖食品。

市场上的普通酸奶含有较多的蔗糖，不宜过量食用，应尽量选择原味酸奶、无蔗糖酸奶。

法则八

小小零食学问大

零食是很多人的最爱，闲来无事的时候就会吃一些，可是每次吃完心里都会想：零食是不是添加剂太多？坚果会不会太油？吃太多零食会不会上火……在这里可以告诉大家，在不影响正餐的前提下，可以根据自身状况，在总热量不超标的前提下合理选择健康的零食，适时、适度地吃。

首选"优先级"，控制"条件级"，拒绝"限制级"

并不是所有的零食都是不健康的，有些零食也富含营养。建议将零食分为三个级别，分别是优选级、条件级、限制级。这样分类可以在选择零食时趋利避害，有利于寻找美味和营养之间的平衡点。

优先级零食

新鲜的中低糖水果、部分蔬菜、坚果以及奶制品。其中，中低糖水果包括苹果、草莓、柚子、梨等，蔬菜包括番茄、黄瓜等，这些食物含糖量少、热量低，且富含维生素和膳食纤维，是安全、健康的零食选择。

坚果也是大众喜爱的一种零食，坚果富含 B 族维生素、维生素 E 和矿物质，其脂肪酸也多是不饱和脂肪酸，合理食用有利于调节血脂。

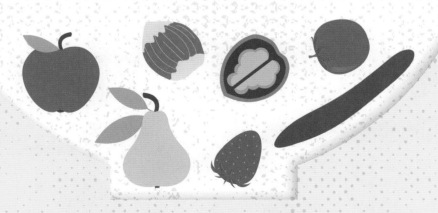

但是再好的食物也不能无节制地食用，否则容易使人发胖，尤其是血脂、血压偏高的人群更不可以多吃。拿核桃来说，一般老年人每天食用核桃的数量不宜超过3个，年轻人不宜超过5个，否则会造成油脂摄入过量。对于坚果，每天食用量不宜超过25克。

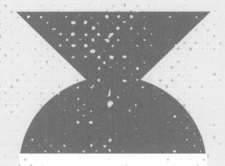

限制级零食

包括糖果、膨化食品、油炸食品、奶油食品、果冻、曲奇饼干等。

这些食品如果长期大量食用，不仅会造成身体肥胖，还可能导致血脂、血糖波动。限制级零食，每周最多吃一次。

条件级零食

主要有黑巧克力、海苔、全麦食品等。

在众多巧克力中，黑巧克力是真正的健康零食，不但反式脂肪酸含量少，还含有抗氧化成分，适量食用对心脑血管有益。需要注意的是黑巧克力也含有油脂，超重、血脂较高的人最好少吃。

海苔含有胶质，但同时含有较多的糖、盐以及鲜味剂，建议大家不要过多食用，且尽量选择"原味"的低盐海苔，每天吃4～5片就可以了。

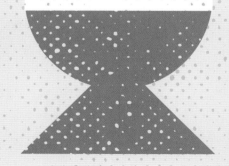

Part

4

隐性饥饿高发人群，用膳食维护全生命周期健康

隐性饥饿一般多见于儿童、青少年、孕妇、哺乳期女性等，他们处于人生的特殊阶段，对营养素的需求比正常人高，容易发生隐性饥饿。老年人因为消化吸收能力减弱、运动量不足等，也容易发生隐性饥饿。这些人群需要更精确、更有效地补充相关营养素以维持健康。

孩子

添加辅食 补充钙铁锌

有的孩子看着胖乎乎的，身高却龟速增长；有的孩子有个风吹草动就容易生病……其实这都可能是隐性饥饿——微量营养素不足的外在表现。孩子的生长发育是持续的，对营养素的需求也要持续、均衡地供应。

应该亲近	富含钙、锌、铁、维生素A、维生素D的食物	应该远离	油炸、膨化、腌制、罐头类及含糖量高的食品

三餐合理，均衡营养

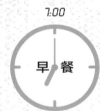

7:00 早餐

应该有主食（谷类或薯类）、优质蛋白质（牛奶、鸡蛋、牛肉、豆浆等）、蔬菜或水果（拌青菜、番茄、苹果等）。比如牛奶 + 燕麦片 + 煮鸡蛋 + 炒时蔬，补充蛋白质、钙、维生素等。

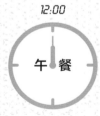

12:00 午餐

午餐摄取的热量应该占全天总热量的30%～40%。午餐应该增加蛋白质的摄入量，主食多样化，适量搭配蔬果。比如杂粮饭 + 鲫鱼豆腐汤 + 菠菜炒猪肝 + 苹果，补充维生素、蛋白质、铁等。

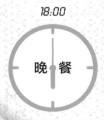

18:00 晚餐

晚餐后运动量相对减少，所以晚餐尽量不要吃油煎油炸食物，可以吃得清淡些。比如香菇鸡肉粥 + 松仁玉米 + 清蒸牡蛎 + 木耳拌芹菜，补充锌、蛋白质、膳食纤维等。

每天饮奶，足量饮水，正确选择零食

奶及奶制品中钙含量丰富，为保证骨骼和牙齿的健康发育，孩子每天要保证奶及奶制品 300～500 克，可以选择配方奶粉、鲜奶、酸奶、奶酪等。孩子的新陈代谢旺盛，活动量多，水分需求量也大，建议每天饮水 1500～1700 毫升，不喝或少喝含糖饮料，更不能以饮料代替白开水。

零食应作为正餐的补充，以不影响正餐为原则。可以选择新鲜天然、易消化的食物，如奶制品、水果、蔬菜、坚果、豆类等作为加餐。少选油炸食品和膨化食品。时间上应合理安排，在两餐之间食用，量不宜多。

保持体重适宜增长

适宜的身高和体重增长是营养均衡的体现，营养不足和超重或肥胖，是孩子成长的两大问题。

营养不足的孩子要在保证热量摄入充足的基础上，增加鱼、禽、蛋、肉、豆制品的摄入；每天食用奶及奶制品，每天吃新鲜的蔬菜和水果；保证一日三餐，纠正偏食、挑食甚至过度节食的不健康饮食行为。

超重或肥胖儿童，要在保证正常发育的前提下，调整饮食结构、控制总热量摄入，减少高脂肪、高热量、高糖食物的摄入；做到食物多样化，适当多吃杂粮、蔬菜及豆制品；合理安排三餐，避免含糖饮料。

协和营养师说

跟孩子一起享受食物

家长最好跟孩子共同营造舒适轻松的就餐环境，一起享受家人相聚的快乐。进餐时，保持心情愉快，以促进食物消化吸收，享受食物的味道和营养。要注意，别在进餐时批评孩子。

此外，愉悦的进餐环境还应保持室内整洁、光线充足、空气流通、温度适宜、餐桌与餐具清洁美观等。

严选食材

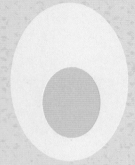

胡萝卜

富含胡萝卜素，进入体内可转化为维生素 A，能促进视力发育。

鸡蛋

富含卵磷脂、维生素 D 等，可以促进大脑发育和视力发育。

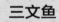

三文鱼

富含蛋白质、不饱和脂肪酸，可以促进大脑发育。

苹果

含有碳水化合物、维生素 C、膳食纤维、锌、钾等人体所必需的营养素，有"记忆果"之称，让孩子头脑更聪明。

鸡肉

富含优质蛋白质、烟酸等，易消化吸收，可促进生长发育。

备孕女性

减重、补铁、补叶酸

备孕女性的健康状况会影响下一代的健康。把身体调整到健康状态，合理膳食、均衡营养，减少隐性饥饿，从而提高生育质量，是优生优育的重要前提，也是避免不良妊娠结局的关键。有怀孕计划的女性，一定要进行相关的身体检查，同时践行健康的生活和饮食方式，为孕育健康宝宝做准备。

应该亲近 富含铁、碘、叶酸的食物

应该远离 亚硝胺食物、深加工食物

调整体重到适宜水平

肥胖或低体重备孕女性应调整体重，使 BMI 值处于 18.5 ~ 23.9，并维持适宜体重，在最佳生理状态下孕育新生命。

BMI 即体重指数（Body Mass Index），是用来衡量一个人的体重是否正常的标准，测量简单、实用。

BMI= 体重（千克）÷ 身高的平方（米^2）

低体重的备孕女性（BMI<18.5），可通过适当增加进食量，每天可有 1 ~ 2 次的加餐，如每天增加牛奶 200 克，或粮谷 / 畜肉类 50 克，或蛋类 / 鱼类 75 克。

超重或肥胖的备孕女性（BMI ≥ 24.0），应改变不良饮食习惯，减慢进食速度，避免过量进食，减少高热量、高脂肪、高糖食物的摄入，多选择低生糖指数、富含膳食纤维、营养密度高的食物。同时，应增加运动，推荐每天 30 ~ 60 分钟中等强度的运动。

补铁，从计划怀孕开始

育龄女性是铁缺乏和缺铁性贫血患病率较高的人群，怀孕前如果缺铁，可导致早产、胎儿生长受限、新生儿低体重以及妊娠期缺铁性贫血。因此，备孕女性应经常摄入含铁丰富、铁利用率高的动物性食物，铁缺乏或缺铁性贫血者应纠正贫血后再怀孕。孕前，正常女性铁的推荐摄入量为每天 20 毫克。注重从饮食中补铁。动物血、肝脏及红肉中铁含量及铁的吸收率均较高，一日三餐中应该有瘦畜肉 40 ～ 75 克，每周食用一次动物血或畜禽肝肾 50 克。

每日摄入量
20 毫克
为宜

叶酸，从孕前 3 个月补至整个孕期

叶酸缺乏可影响胚胎细胞增殖、分化，增加胎儿神经管畸形及流产的风险，备孕女性应从准备怀孕前 3 个月开始每天补充 400 微克叶酸，并持续整个孕期。如果仅靠食物补叶酸，很难达到所需的量，适当补充叶酸制剂是很有必要的。一般正常饮食情况下，每天服用 400 微克的叶酸片或者复合维生素片即可满足一日的叶酸需求。

每日摄入量
400 微克
为宜

协和营养师说

食用碘盐，每周吃一次含碘的海产品

碘盐每天摄入量不超过 6 克，每周侧重补充一次海带、紫菜、深海鱼等含碘丰富的食物。碘是合成甲状腺激素必需的物质，备孕期应避免缺碘，从而最大化降低孕期缺碘对胎儿智力和体格发育产生的不良影响。

严选食材

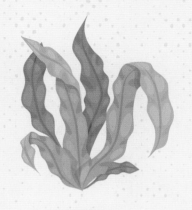

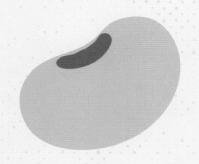

大豆

富含植物性优质蛋白质以及不饱和脂肪酸，还含有大豆异黄酮等有益的植物营养物质。经常吃些大豆及其制品有利于备孕期营养储备。

海带

富含碘、钙等多种矿物质，可防止碘缺乏，还能强健骨骼，为孕期做好钙储备。

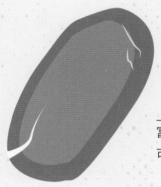

猪瘦肉

富含优质蛋白质、铁等，可补铁，预防缺铁性贫血。

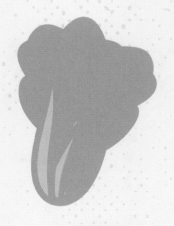

橙子

富含维生素C、果酸、叶酸等，能够促进铁吸收，补充叶酸，还能提高免疫力。

小白菜

富含叶酸、维生素C和胡萝卜素等，能帮助减轻胎儿神经管畸形的风险，也能促进铁吸收、预防贫血。

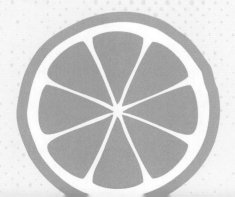

孕期女性

增加营养 但别过量

孕期女性需要比孕前更多的营养来满足胎儿和自身的健康状态，如果营养摄入不足，容易出现隐性饥饿。孕期总体以膳食平衡、食物多样化为基础。

 应该亲近：富含蛋白质、碘、钙、铁、叶酸、B族维生素的食物

 应该远离：高热量、高盐分食物

合理膳食，胎儿更健康

孕期食物摄入量推荐表

	孕早期	孕中期	孕晚期
谷薯	250～300克 全谷、杂豆 50～75克 薯类50～75克	275～325克 全谷、杂豆 75～100克 薯类75～100克	300～350克 全谷、杂豆 75～150克 薯类75～100克
蔬菜	300～500克	300～500克	300～500克
鱼禽蛋肉	130～180克 鱼虾40～65克 畜禽40～65克 蛋50克	150～200克 鱼虾50～75克 畜禽50～75克 蛋50克	200～250克 鱼虾75～100克 畜禽75～100克 蛋50克
水果	200～350克	200～400克	200～400克
奶	300克	300～500克	300～500克
大豆	15克	20克	20克
坚果	10克	10克	10克
油	25～30克	25～30克	25～30克
盐	<6克	<6克	<6克

孕期营养适当加量

注意补铁

孕中期对铁的需求量增加，如果铁的摄入量不足会发生缺铁性贫血。孕早、中、晚期的摄入量分别为每天 20 毫克、24 毫克、29 毫克。补铁以动物性食物为好，吸收率更高，如动物肝脏、动物血、瘦肉等。全麦食物、绿叶蔬菜等也可以提供一部分铁。

增加蛋白质的摄入

孕早、中、晚期推荐蛋白质每天摄入 55 克、70 克、85 克。肉、禽、鱼、蛋、奶及奶制品都是蛋白质的良好来源。植物性食物中的豆类、坚果、谷类等也含有蛋白质，其中大豆及其制品也是优质蛋白质主要来源，可以与动物性食物相媲美，建议经常食用。

增加钙的摄入

孕妈妈在孕早、中、晚期对钙的需求量分别为每天 800 毫克、1000 毫克、1000 毫克。补钙以奶及奶制品为好，如牛奶、酸奶、奶酪等，海产品中的虾、海带含钙量也较高，坚果、大豆及其制品、绿叶蔬菜含钙也较多，都是补钙的良好来源。

注意补碘

推荐孕妈妈每天补充碘 230 微克。缺碘、碘补过了都不好。一般孕期使用碘盐，再加上每周食用 1 ~ 2 次海产品即可。

长胎不长肉，增重别超标

如果孕妈妈孕前体重正常（$18.5 \leqslant BMI < 24$），整个孕期体重增长 12.5 千克左右基本符合要求。如果孕期孕妈妈体重增长超过 16 千克，不仅会增加发生妊娠期糖尿病等并发症的风险，也会增加孕育巨大儿的风险，同时造成难产等。因此孕妈妈要注意控制体重增长，热量摄入要适中，避免营养过量、体重过度增加。

严选食材

三文鱼
富含 DHA 和蛋白质，可以促进胎宝宝的大脑发育。

猪肝
富含维生素 A 和铁，可以预防缺铁性贫血，还有利于胎宝宝的视力发育。

甜杏仁
富含不饱和脂肪酸、膳食纤维、镁等营养素，适量食用有助于健脑、促排便。

芦笋
富含叶酸等多种维生素，可预防胎儿神经管畸形，而且热量低，可以减少发胖。

燕麦
可以提供丰富的 B 族维生素，减少孕吐，还富含维生素 E、膳食纤维等有益成分。

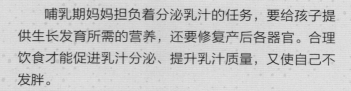

哺乳期妈妈担负着分泌乳汁的任务，要给孩子提供生长发育所需的营养，还要修复产后各器官。合理饮食才能促进乳汁分泌、提升乳汁质量，又使自己不发胖。

 应该亲近　富含优质蛋白质、钙、铁、碘、膳食纤维的食物

 应该远离　酒精，含反式脂肪的食物

重点补充的 5 种营养素

增加优质蛋白质的摄入

蛋白质的摄入总量每天达到 80 克，比孕前增加 25 克，鱼、鸡肉、瘦肉、蛋、奶及奶制品、大豆及其制品是优质蛋白质的良好来源。

多吃富含铁的食物

铁是构成血红素的主要成分之一，哺乳期女性补够铁，能使其面色红润，也能使乳汁中的铁含量得到保证。哺乳期女性每天应摄入铁 24 毫克，日常应常食动物肝脏、动物血、海带、芝麻、黑豆、绿叶蔬菜等。

增加钙的摄入

哺乳期钙的摄入每天要达到 1000 毫克，每天喝 500 克牛奶，同时摄取深绿色蔬菜、豆制品、小银鱼等含钙丰富的食物可满足钙的需求。

膳食纤维不可少

哺乳期女性应适当多吃富含膳食纤维的食物，如菠萝、西梅、白菜、萝卜、芹菜、竹笋、豆角、糙米、玉米等。膳食纤维吸水膨胀，可刺激肠道蠕动，预防和调理便秘。

增加碘的摄入

乳汁中缺碘会影响孩子的智力发育，每天摄入量达到 240 微克。除了使用碘盐以外，哺乳期女性还要增加海带、紫菜、扇贝、虾等富含碘的食物，每周进食1～2次。

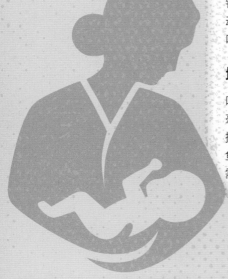

巧选煲汤食材

肉类汤羹可以选择瘦肉、鱼、去皮禽肉等，同时搭配蔬菜、豆类等，既能减少油脂摄入，又能均衡营养，提高乳汁质量。素汤，如蔬菜汤、豆腐汤，同样有补充水分和营养的作用。

不能只喝汤不吃肉

喝汤的同时也要保证主食和肉类等的摄入，主食提供的碳水化合物是热量的基础，肉类则能提供铁、优质蛋白质等，预防贫血和营养不足，因此不能只喝汤不吃肉，也不能用喝汤代替吃主食。

汤不要太油腻

油腻的汤不仅会引起肥胖，过多的脂肪还会通过乳汁影响宝宝，导致宝宝出现脂肪消化不良性腹泻，因此喝汤的时候要少放油，并且要撇去浮油，以减少脂肪摄入。

怎么吃有助于增加泌乳

多喝粥补水

各种杂粮、豆粥既能补充营养，又可以补充水分、促进乳汁分泌。煲粥的时候可以加入红枣、红豆、花生等食材，对催乳有帮助，还能减少产后贫血。

多喝豆浆提高乳汁质量

豆浆含优质蛋白质、钙、磷等营养素，是催乳佳品，可以经常饮用。

远离酒精和反式脂肪

酒精可以通过乳腺进入母乳中，对婴儿造成不利影响。哺乳的妈妈应该严格限制含酒精的食物。
食物中的反式脂肪也可以进入母乳中，所以哺乳妈妈应该远离反式脂肪。

添加有泌乳功效的中药材

有些药食两用的中药材有很好的催乳效果，如王不留行、通草等，可根据自身情况，咨询医生后用于煲汤或煮粥。

严选食材

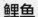

鲤鱼

蛋白质含量高，在人体的消化吸收率高，还含有钾、磷等，可以促进乳汁分泌，还能缓解产后水肿。

花生

含丰富的不饱和脂肪酸、维生素 E、色氨酸等成分，能促进乳汁分泌，还能解压促眠。

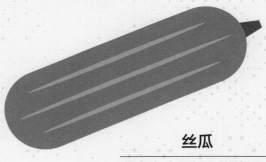

丝瓜

富含水分、钾。传统观念认为其有通经络和凉血解毒的作用，还可以催乳。

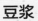

豆浆

含优质蛋白质、钙、异黄酮等成分，可以帮助抗衰老，还能补充水分、促进乳汁分泌。

燕麦

燕麦含有 β - 葡聚糖，可以帮助维持肠道健康，缓解产后便秘，还能帮助调控血压和血糖。

老年人

少食多餐、清淡细软

老年人的咀嚼能力下降，肠道的蠕动也减弱了，对食物的消化吸收能力降低，很容易出现隐性饥饿，造成营养缺乏，出现各种慢性病。因此老年人的营养更需要关注，应该针对老年人的生理特点，合理膳食、均衡营养，减少骨质疏松、贫血等疾病的发生。

 应该亲近　细、软、易消化的食物

 应该远离　咸、腻、硬的食物

少食多餐，食物细软

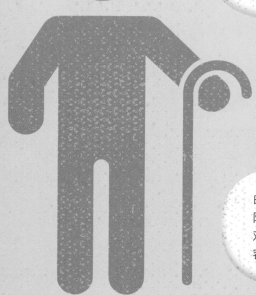

老年人要尽量保证食物摄入充足。消化功能较差的老年人要保证食物细软，多吃易咀嚼和消化的食物。少食多餐，每天进食5～6餐，以保证各类营养素的摄入，鸡、鱼、肉、蛋和蔬果要注意烹饪方法和合理搭配，多采用蒸、炖、煮、焖等烹饪方法，少用煎、炸和熏烤，以免造成吞咽困难，增加消化负担。

每餐以七成饱为佳，特别是晚餐要控制食量。老年人如果长期贪多求饱，既会增加胃肠的消化吸收负担，又会诱发或加重心脑血管疾病，增加猝死概率。

由于老年人唾液分泌减少，口腔黏膜抵抗力下降，所以不宜进食过热的食物。过热的食物会对口腔、食管和胃造成损伤。长期饮食过热，容易患食管癌。

老年人如何获得足够的蛋白质

吃足量的肉

鱼、虾、去皮禽肉、瘦畜肉等动物性食物都富含优质蛋白质及多种微量营养素，能帮助老年人修复组织、补充肌量。

每天喝奶

牛奶富含钙和优质蛋白质，人体吸收利用率高，可以预防骨质疏松。根据自身情况选择牛奶、奶酪、奶粉等。

每天吃大豆及其制品

大豆及其制品中含有丰富的蛋白质和膳食纤维，老年人日常应常食黄豆、青豆、黑豆及豆腐、豆浆、豆腐干等。

如何合理利用营养强化食品

由于生理功能减退及食物摄入不足等，老年人更容易出现矿物质和维生素的缺乏，如缺钙、缺铁，出现骨质疏松、贫血、体重过低等。建议老年人合理利用营养强化食品或营养素补充剂来弥补膳食摄入的不足。老年人可根据自身需要和膳食状况，选择适合自己的强化食品或营养素补充剂。

严选食材

红薯

中医认为，红薯有健脾胃、补虚益气、润肠通便等功效。现代医学认为，红薯富含膳食纤维，有利于肠胃健康，有助于改善老年性便秘。

西蓝花

富含维生素C、胡萝卜素、钙等，能帮助老年人抵抗衰老、补钙健身。此外，含有的类黄酮化合物能帮助保持血管健康。

腰果

富含不饱和脂肪酸、钙、锌等成分，适量食用可以润肠通便、帮助预防老年痴呆。

去皮鸡肉

脂肪含量低，蛋白质含量高，易消化吸收，可以补充机体蛋白质的消耗，还不易引起血脂异常、肥胖等。

豆腐

富含钙、蛋白质等营养，口感软嫩，适合老年人常食。

素食人群

增加大豆及其制品的摄入

素食人群不吃畜禽肉、鱼类等，这样就容易造成蛋白质、维生素 B_{12}、不饱和脂肪酸、铁等营养素的缺乏。因此合理搭配不同种类的食物以摄取相应的营养素特别重要。

应该亲近 富含蛋白质、钙、维生素 B_{12}、铁的食物

应该远离 精加工高脂主食、高盐食物

素食营养金字塔

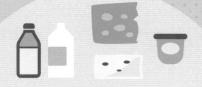

如果不是严格的全素食，可以通过蛋、奶补充优质蛋白质、钙、卵磷脂等营养素。

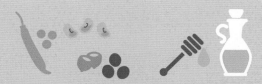

大豆及其制品、坚果种子、植物油，每天要适量吃。大豆及其制品是优质蛋白质的良好来源，坚果种子、植物油等可为身体提供脂肪和维生素 E 等。

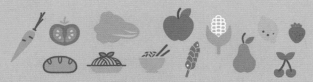

水果、蔬菜、谷类，每餐都要吃。蔬果占饮食的 40%，可以多选择深色蔬果。谷类占饮食的 30%，要注意减少精白米面，增加粗杂粮比例，粗杂粮可占主食的 30% ~ 50%。

摄入多种多样的谷物和薯类

谷类食物含有丰富的碳水化合物等多种营养成分，是提供热量、B 族维生素、矿物质、膳食纤维的主要来源。为了弥补因不吃动物性食物带来的营养素不足，素食人群应注重食物多样化。每天摄入谷类食物总量要达到 250 ~ 400 克，并注意做到种类丰富，减少精白米面的比例，增加糙米、荞麦、全麦粉、土豆、红薯等的比例。

大豆及其制品这样吃更营养

大豆（黄豆、黑豆、青豆）有"素食之肉"的美称，是素食者的营养佳品。大豆及其制品所提供的优质蛋白质可以媲美动物性食物，应成为素食人群获取蛋白质的主要途径。大豆的摄入量每天要达到 50 ~ 80 克才能满足需要，其中最好包括 5 ~ 10 克的发酵豆制品，如纳豆、味噌等，发酵豆制品可同时提供维生素 B_{12}。大豆制品多种多样，如豆浆、豆腐、豆干、豆腐皮、豆芽等，建议日常适当多食。

食用油和坚果，补充不饱和脂肪酸

建议素食人群经常变换不同种类的食用油。烹饪时可根据所需温度和耐热性来选择食用油，玉米油、大豆油、葵花子油适合烹炒，亚麻籽油和紫苏油适合凉拌，调和油适合煎炸。

花生、核桃、腰果、开心果等是人们日常生活中经常食用的坚果，也是重要的油脂来源，含有不饱和脂肪酸以及磷、铁、钾、维生素 E、B 族维生素等。每天一小把（约 20 克）即可。

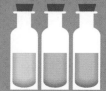

严选食材

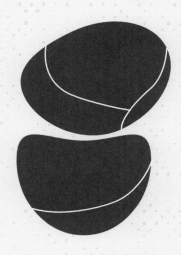

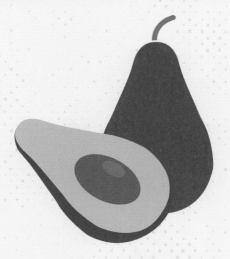

牛油果

高热量、高脂肪，其不饱和脂肪酸含量达 80% 以上，适合素食者常食。

木耳

富含铁、膳食纤维等成分，是素食者获取铁的主要途径。

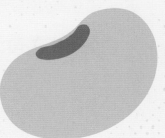

大豆

富含优质蛋白质、膳食纤维、钙、铁、锌等物质，可以为素食者补充营养，以防蛋白质缺乏。

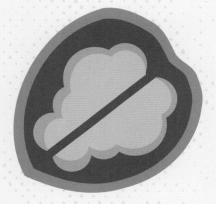

燕麦

富含膳食纤维、碳水化合物、钙等成分，可为素食者提供多种营养。

核桃

富含不饱和脂肪酸、维生素 E 等成分，是素食者获取脂肪的途径。

外食族

少油脂，会点菜

动动手指点一份外卖，轻松解决三餐问题。殊不知，一份外卖可能藏着健康隐患：搭配不均衡、营养成分有损失、质量难以保障、可能摄入有害物质等。长期吃外卖，尤其是重口味的，容易造成营养失衡，导致肥胖，增加糖尿病、心血管疾病的患病风险。

 应该亲近 清淡、均衡的外卖

 应该远离 重油、重口味的外卖

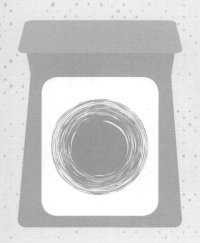

外卖每天只吃一顿

一天一餐外卖，其余两餐自己做。自己做饭时要注意弥补外卖里少有的新鲜蔬果、全谷杂粮、奶类、坚果等。

在家做饭可以挑选新鲜应季的食材，合理使用油、盐、醋、酱油等调味料，实现"低油少盐"的健康需求，烹调方式少煎炸，多蒸、炖、煮等。研究发现，"一人食"成为未来美食的趋势之一。可以买小包装、半加工的食材，简单处理就能作为一餐，很方便。

点餐 7 原则拯救一顿没营养的外卖

少点过油的菜

一些过油的菜，如地三鲜、干煸豆角、水煮鱼等，重油重盐，对健康不利。最好多点蒸煮、白灼、清炒的菜，如白灼虾、清炒西蓝花等。

至少一荤一素

不管哪个菜，单独与主食搭配都存在营养缺陷。点外卖时，要注意兼顾荤素搭配，肉类和蔬菜都要有，不爱吃肉的可以用蛋类来代替。饭量小的人，一荤一素可能吃不完，推荐点一个半荤半素的菜，如菠菜炒蛋、青椒炒肉丝等。

主食选米饭或馒头

主食尽量选择做法简单、口味清淡的米饭或馒头，或素馅包子、饺子等。如果有条件，加点红薯、玉米、芋头等杂粮更佳。减少炒面、炒饼、炒饭类。

面条等配一份蔬菜

面条或米粉主要提供的是碳水化合物，肉类、蔬菜的量很少，尤其是蔬菜，可能只是点缀，容易导致一餐的营养摄入不均衡。额外搭配一份蔬菜，能改善这种情况。

自备蔬果

想解决外卖种类单一，最实际的做法是自己从家里准备点适合生吃的蔬果，如黄瓜、番茄、苹果等。如果能再准备点花生、核桃等坚果更好。

减少调料包用量，不喝碳酸饮料

点餐时，可以通过备注让服务员将调料另放一边，或干脆弃用调料包。吃外卖别喝碳酸饮料，尽量喝白开水，白开水中可以加点柠檬，或者选择不加糖的冰茶。

选有品质保障的店铺

点外卖时，最好选择有实体店的、派送及时且具备一定储藏保鲜条件的餐馆，有的还会采取密封保险盒盛放菜品、采用低温冷链配送等，能更大程度抑制微生物繁殖，减少食源性疾病的风险。

严选食材

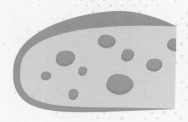

绿叶菜

如生菜、油菜等绿叶菜，富含维生素 C、膳食纤维等，能提高身体代谢，维护肠道健康。

胡萝卜

富含胡萝卜素，进入体内后转化为维生素 A，能够缓解视疲劳。

奶酪

含有丰富的 B 族维生素、钙，B 族维生素有助于促进新陈代谢，钙可缓解疲劳、强健骨骼。

牛肉

富含蛋白质、脂肪和 B 族维生素，既可以起到抗疲劳的功效，还可以及时补充营养，使人精力充沛。

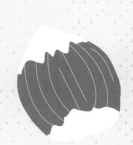

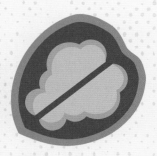

坚果

富含蛋白质、铁、钙、B 族维生素、维生素 E 等营养素，是很好的加餐选择。

这些恼人小毛病，
竟也是隐性饥饿造成的

隐性饥饿的关键就在于隐蔽性，表面上一切如常，其实徐徐图之。当微量营养素的缺乏达到一定程度并表现出明显症状时，就会引发营养性疾病。这时才开始重视和补充，就有点晚了。比如铁缺乏是常见的隐性饥饿之一，不易被发现，如果严重缺乏，就会引发贫血等；膳食纤维缺乏的人也比较多，如果长期缺乏，就容易出现便秘、血脂异常等。

便秘

选对膳食纤维很重要

进食量太少，膳食纤维太少，饮水不足，长期大量吃肉或经常吃辛辣油炸食物，运动不足等，都可能会引起便秘。

自我检测

（打"√"越多，患便秘的概率越大）

1. 喜欢吃比较油腻的食物 ☐
2. 很少吃蔬菜、水果 ☐
3. 很少吃粗粮杂豆 ☐
4. 喜欢吃精制食品 ☐
5. 每天喝水量比较少 ☐
6. 晚餐时间过晚 ☐
7. 有吃夜宵的习惯 ☐
8. 久坐不动，很少活动或运动 ☐
9. 经常过度劳累，精神紧张 ☐

注：很多老年人日常比较注意饮食，但还是出现便秘，这主要跟食物要求细软少渣、运动不足、生理功能下降、基础疾病和服用多种药物等有关。老年人预防和调理便秘应采取下列方法：多摄入膳食纤维，多喝水，增加身体力行的运动，顺时针按揉腹部。

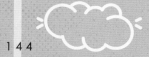

不同类型的便秘要补充不同的膳食纤维

膳食纤维分为可溶性膳食纤维和不溶性膳食纤维两种，可以增强肠动力，改善肠内环境，促进排便。

弛缓性便秘
应多补充
不溶性膳食纤维

弛缓性便秘多是由于肠道蠕动减弱、粪便移动速度慢引起的，应多补充不溶性膳食纤维含量多的食物。不溶性膳食纤维主要包括纤维素、半纤维素、木质素等溶不了、嚼不烂的"渣滓"，可填充胃肠道，刺激肠壁蠕动，促进排便。玉米、小米、糙米、红豆等粗粮杂豆均富含不溶性膳食纤维。

痉挛性便秘
应多补充
可溶性膳食纤维

痉挛性便秘是因为精神紧张或压力大引起的，应多补充水溶性膳食纤维。水溶性膳食纤维主要有藻胶、果胶等，能使人产生饱腹感，增加肠道益生菌数量，并可吸水膨胀，增加粪便体积，使其变得松软，缩短粪便通过肠道的时间。大多数蔬菜、水果中都含有可溶性膳食纤维。

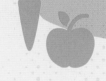

协和营养师说

增加膳食纤维摄入的方法

1 吃蔬菜的时候不要只吃叶，菜梗也要一起吃，往往菜梗才是膳食纤维含量最多的部位。

2 水果彻底洗净，最好连皮一起吃，很多膳食纤维集中在外皮中。

3 减少肉类摄入，增加大豆及其制品的摄入，可获取更多的膳食纤维，还能减少热量摄入。

便秘患者的饮食攻略

　　精白米面都是精加工的谷物，缺少膳食纤维和 B 族维生素，长期吃精白米面是导致便秘的一个主要原因。饮食要注重粗细搭配，以增加膳食纤维的摄入。在准备主食时，增加土豆、红薯、芋头等薯类，糙米、燕麦等粗粮，或者红豆、扁豆、芸豆等杂豆，能增加膳食纤维的摄入。

　　适量摄入油脂，能软化肠内粪便，但不可过量摄取，否则会引起肥胖。每天可适当吃点花生、核桃、芝麻、松子等坚果种子类食物。

　　研究发现，同种蔬菜或水果表皮中膳食纤维的含量比果肉含量要高，所以在吃蔬果时，最好在保证食品安全的情况下，将皮与肉一同吃掉，这样膳食纤维损失少。将蔬果打汁饮用时，最好不要过滤，否则会滤掉大部分膳食纤维。

粗细搭配，让肠动力更足

适量摄入油脂类食物，润滑肠道

蔬果完整吃，榨汁别去渣

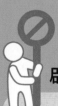

辟谣微课堂

香蕉能通便

一般人都认为，香蕉是润肠通便的"好手"，其实只有熟透的香蕉才有润肠通便的作用。反之，如果吃了生香蕉，不仅不能通便，反而会加重便秘。因为生香蕉含有大量鞣酸，有收敛作用，会抑制肠胃蠕动，造成便秘。将香蕉放在通风处至表皮有黑斑，但里面未改变时，它的通便效果最好。

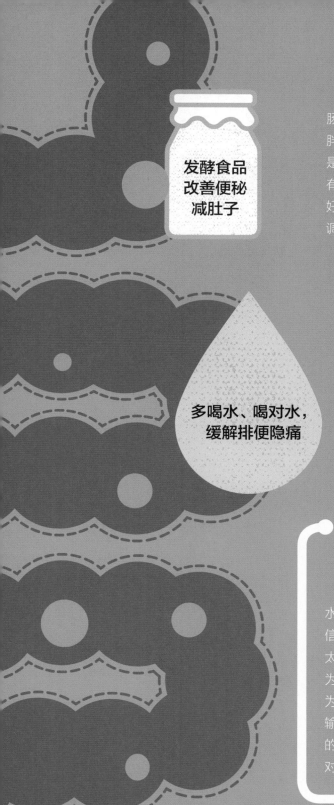

**发酵食品
改善便秘
减肚子**

有些人多天一次大便，粪便潴留在肠道内，既影响健康，也使肚子显得肥胖。要想改善这种状况，多吃发酵食品是一个很好的办法，如酸奶、纳豆等含有丰富的益生菌，对改善肠内环境大有好处。发酵食品还富含 B 族维生素，对调节代谢也有利。

**多喝水、喝对水，
缓解排便隐痛**

多喝水、喝对水是缓解便秘、促进肠道健康的推手。正常情况下，每天喝水总量以 1500～1700 毫升为宜，便秘发生时可增至 2000 毫升，要少量多次饮用，不能"牛饮"，多喝白开水还有助于排毒养颜。

协和营养师说

不要迷信概念水

对于碱性水、离子水、电解水、双蒸水等概念水，大家不要迷信，这些水与白开水的功效并没有太大区别。其实我们喝水并不是为提供足够的矿物质。我们喝水是为了让水作为一个载体，为身体运输其他营养物质。只要水源是安全的，符合国家饮水标准，这几种水对人体的影响并没有太大差别。

严选食材

西梅
富含山梨糖醇，这是一种能引起渗透性腹泻的神奇物质。日常适当食用，能帮助调理便秘。

菠菜
富含膳食纤维和胡萝卜素，能促进肠道蠕动，利于排便。

绿豆
富含膳食纤维和钾，能促进排便，对缓解因上火引起的便秘症状有较好的食疗作用。

红薯
富含膳食纤维和维生素C，能刺激肠道蠕动，有助于通便，尤其对老年性便秘有较好的食疗作用。

燕麦
富含膳食纤维，能调节肠道菌群，还可促进肠胃蠕动，防止便秘。

感冒

多食富含维生素 C 的食物

当人体缺乏维生素 C 时，抵抗力会大大降低，增加患呼吸系统疾病的风险，容易感冒。有些人感冒后吃不下东西，或者只吃一点汤饭或面条，饮食不均衡，导致身体恢复缓慢。

自我检测

（打"√"越多，患感冒的概率越大）

1. 过度疲劳，休息少 □
2. 经常出入人流量大的公共场所 □
3. 头痛、咳嗽 □
4. 与感冒病患近距离接触 □
5. 怕冷、嗜睡 □
6. 连续打喷嚏 □
7. 觉得鼻塞、喉咙痛 □
8. 食欲缺乏 □
9. 肌肉酸痛、全身无力 □
10. 在感冒高发季节未做防护，不戴口罩 □

注：如果出现流涕、鼻塞、咳嗽、发热（低热居多），一般为普通感冒；如果出现浑身疼痛、发高热、较厉害的咳嗽、全身症状明显，要考虑为流行性感冒。

这样吃调理感冒

维生素 C 可增加白细胞的数量及活性，对抗自由基对人体造成的伤害，协助减轻感冒症状。可以多吃柠檬、橘子、橙子、菠菜、小白菜等蔬果补充维生素 C，也可以将这些蔬果打成汁饮用。

风寒感冒

姜糖水、葱白水、白菜根水

风热感冒

菊花粥、薄荷茶

感冒发热的时候，人体出于自我保护，会通过出汗、呼吸急促等代谢加快的表现而散热降温，也会有口渴的表现，这时就需要补充大量的水分。多喝水不仅可促使出汗和排尿，而且有利于体温的调节。

感冒期间应尽量避免甜食，因其会增加痰的分泌量和黏度，还容易导致腹胀，影响食欲。感冒期间应清淡饮食，减轻肠胃负担，促进恢复。

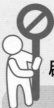 辟谣微课堂

感冒后只能喝粥

感冒后仅仅喝一点粥，完全不能满足身体康复的需求。感冒后，不光要喝粥摄取碳水化合物，还要摄入肉、蛋、奶等补充蛋白质，摄取蔬果补充维生素 C，才能加快身体的康复。

严选食材

洋葱

含有一种名为硫化丙烯的挥发物，具有辛辣味，这种物质能抗寒，抵御流感病毒，有较好的杀菌作用。

柠檬

富含维生素C，有助于对抗自由基。中医认为，柠檬具有开胃消食、生津止渴、清热化痰的功效，用于风热感冒较为合适。

薄荷

富含薄荷油，调理风热感冒的效果很好，能抑制发热和呼吸道黏膜炎症，并促进排汗，对感冒引起的呼吸道症状，如干咳、气喘等有抑制作用。

姜

性味辛温，发散解表，属于解表药。姜含有姜醇、姜烯、水芹烯、姜辣素等成分，能消炎、散寒、发汗，缓解流鼻涕等感冒症状，更适合风寒感冒患者。

视疲劳

推荐补充维生素 A 和花青素

现在人们基本离不开手机、电脑等电子产品，每天长时间近距离使用这些电子产品，再加上休息不好、用眼习惯不良、护眼营养素摄入不足等，往往会造成眼部酸胀、视物模糊、头疼头晕等症状。要想缓解这些症状，除了注意科学用眼外，还要在饮食上补够眼睛需要的营养。

自我检测

（打"√"越多，视疲劳的概率越大）

1. 每次使用电脑超过 2 小时　　　　□
2. 长期待在空调房里　　　　　　　□
3. 经常处于干燥的环境中　　　　　□
4. 长时间佩戴隐形眼镜　　　　　　□
5. 经常持续近距离看书或手机　　　□
6. 在过暗或过亮的环境下工作、学习　□
7. 每周至少 2 次以上熬夜加班　　　□
8. 很晚入睡，睡眠不足　　　　　　□
9. 习惯在车上、地铁上看书、玩手机　□

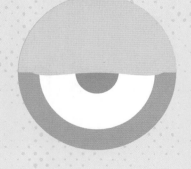

缓解视疲劳，要多吃这两类食物

**维生素 A
有助于维持视力**

维生素 A 又被称为"眼睛的维生素"，是构成视觉细胞内感光物质的成分。暗适应能力与体内维生素 A 的营养状况有关。鳗鱼、动物肝脏和黄绿色蔬菜等食物中含有丰富的维生素 A 或胡萝卜素，可以经常食用。

**花青素
帮助视紫红质再合成**

花青素属于多酚的一种，可以促进视网膜中视紫红质的再合成，帮助缓解视疲劳。富含花青素的食物有蓝莓、葡萄、红紫苏、紫甘蓝等蔬果。

优质蛋白质，维护视力的好帮手

保护视力应补充足够的优质蛋白质。视网膜上专门负责暗视觉的细胞含有特殊的视紫质，对微弱光线极为敏感。视紫质是由蛋白质和维生素 A 合成的，一旦缺乏便会引起夜盲症、白内障等眼部疾病。因此，在补充维生素 A 的同时，也要补充优质蛋白质。

日常可适当多吃富含蛋白质的食物，如去皮禽肉、虾、鸡蛋、大豆及其制品等。

严选食材

胡萝卜

含有丰富的胡萝卜素，在体
内能够转化为维生素A，促
进眼睛健康。

紫葡萄

含有丰富的花青素，
眼睛酸涩时可以适当
多吃一些。

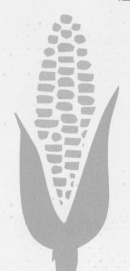

玉米

含有胡萝卜素和叶黄素，
对维持视力健康有益。

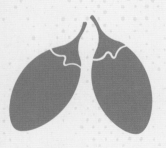

枸杞子

含有丰富的胡萝卜素、
维生素 B_1、维生素 B_2
等营养素，有明目功
效，俗称"明眼子"，
常吃枸杞子可以起到
明目作用。

动物肝脏

富含维生素A，对保护视力有重要作用。需
要注意，动物肝脏中胆固醇含量高，每周吃
1～2次，每次50克即可。

记忆力衰退

补充卵磷脂、ε-3脂肪酸

现在，有些年轻人看到好吃的管不住自己，总是吃得过饱、饮食不规律，加之熬夜刷剧、吸烟饮酒。这些都会损伤人的记忆力。

自我检测

（打"√"越多，记忆力衰退的概率越大）

1. 常处于巨大压力状态下 ☐
2. 最近发生的事常想不起来 ☐
3. 大脑劳累，后脑有沉重感 ☐
4. 作息紊乱，生物钟失调 ☐
5. 嗜烟、酗酒 ☐
6. 非常容易疲劳 ☐
7. 难以入睡，睡眠质量差 ☐
8. 经常用脑过度 ☐
9. 过于依赖电子产品 ☐
10. 垃圾食品吃太多 ☐

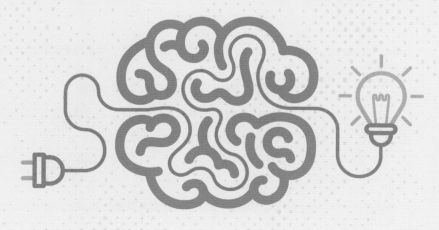

为大脑充电的食物

注意补充卵磷脂

补充富含卵磷脂的食物，能促进脑神经递质合成，提高记忆力和注意力。富含卵磷脂的食物有大豆及其制品、蛋黄、牛奶、动物内脏、鱼肉、蘑菇、芝麻等。需要注意的是烹饪这些食物时，不要用油炸或煎烤，避免摄入过多油脂。

ω-3 脂肪酸有利于健脑

ω-3 脂肪酸对神经系统有保护作用，有助于健脑。研究表明，海鱼中富含 ω-3 脂肪酸，吃鱼有助于增强神经细胞的活跃程度，从而提高学习效率和记忆力。

酪氨酸和色氨酸可激活大脑

色氨酸和酪氨酸被称为大脑的"火箭燃料"，促进大脑发育，有助于提高记忆力。日常饮食中，可适当多食富含色氨酸和酪氨酸的食物，如鱼肉、鸡肉、蛋类、奶类及其制品、大豆及其制品等。

● 协和营养师说 ●

甜食过量、缺水都会干扰大脑运转

吃过多甜食会干扰大脑思考和产生情绪的过程，且长期摄取高糖饮食，会让人记忆力变差，建议少吃甜点、碳酸饮料等高糖食物。

研究表明，如果人们的饮水量长期不足，会影响大脑的正常思维，损伤认知能力。建议每天饮水 1500 ~ 1700 毫升。

严选食材

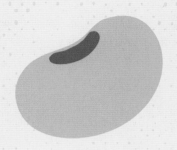

三文鱼

富含 ω-3 脂肪酸，有增强脑功能、预防视力减退等功能。

大豆及其制品

富含卵磷脂，卵磷脂是大脑及神经的重要组成成分，对提高记忆力和注意力有益。

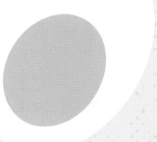

鸡蛋

富含人体所需的氨基酸和卵磷脂，非常适合脑力工作者食用。

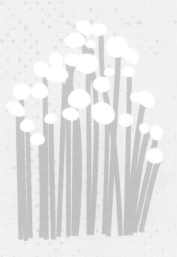

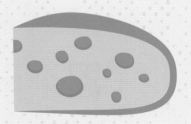

金针菇

赖氨酸的含量较多，能够帮助增强记忆、开发智力。经常食用金针菇，对强化思维能力有益。

奶酪

含有钙、优质蛋白质，酪氨酸和色氨酸的含量也不少，能补充大脑所需要的营养，缓解脑疲劳。

睡眠不佳

适当补充色氨酸

现代人容易出现易怒、情绪不稳定等情况。除了工作压力大、竞争激烈外，错误的饮食也是一大诱因。通常忙了一天，白天顾不上吃顿好饭，于是晚上这顿饭成了"减压主角"，甜点、麻辣烫、火锅、烤串、啤酒来者不拒。结果，增加胃肠道负担的同时，也容易影响睡眠质量。

自我检测

（打"√"越多，睡眠不佳的概率越大）

1. 每晚入睡都很困难 ☐
2. 白天经常感到困，想睡觉 ☐
3. 睡觉前经常玩电子产品 ☐
4. 睡觉前喜欢喝浓茶、咖啡 ☐
5. 平时精神压力较大 ☐
6. 睡很久依然感到疲倦 ☐
7. 经常做梦，睡眠很浅 ☐
8. 半夜经常醒来，醒来后无法入睡 ☐
9. 经常头痛、健忘 ☐
10. 颈部僵硬、肩膀酸痛 ☐

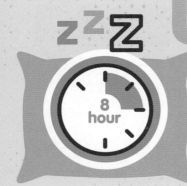

吃对食物，改善睡眠

要想睡眠好，多吃富含色氨酸的食物

色氨酸是一种人体必需的氨基酸，能够减缓神经活动，促使大脑细胞分泌 5- 羟色胺，使人产生睡意。晚餐适量多吃一些含有色氨酸的食物，如小米、牛奶、南瓜子、香蕉、豆腐皮、紫菜、花生、黑芝麻等，能帮助提高睡眠质量。

B 族维生素可改善失眠

晚餐吃些香菇、菠菜、黑米、坚果、豆类等富含 B 族维生素的食物，可以增强神经系统的功能，减轻烦躁不安情绪，促进睡眠。

多吃富含镁的食物

镁是天然的放松剂和镇静剂，晚餐吃些绿叶蔬菜、玉米、香蕉、杏仁、海藻类等富含镁的食物，有助于促进睡眠。

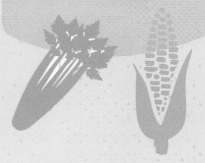

协和营养师说

吃对夜宵，一夜好眠

1 夜宵时间与睡眠时间最好间隔 2 小时。

2 炸鸡、烧烤、啤酒、麻辣烫不适合睡前进食，对肠胃健康不利。

3 选择易消化的天然食物，如苹果、桃、梨、猕猴桃、草莓、黄瓜、番茄等。

4 夜宵喝一杯酸奶，既能够缓解饥饿，又有助于睡眠。

严选食材

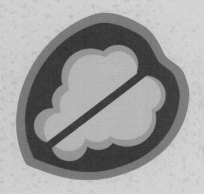

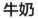

牛奶

富含色氨酸，有助于稳定情绪，从而引发睡意，被认为是天然的安眠药。

核桃

是药食两用佳品，营养丰富，具有安神健脑的作用，有利于安抚烦躁情绪，促进睡眠。

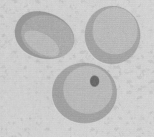

莲子

中医认为，莲子有安神养心之效。其含有的莲心碱有镇静安神的作用。

小米

富含 B 族维生素、色氨酸，可以滋养神经、改善失眠、健脾和胃，十分适合失眠者食用。

香蕉

富含色氨酸和镁，有助于促进睡眠。香蕉还有较强的饱腹感，有助于避免夜间饥饿导致失眠。

隐性饥饿导致的常见慢性病，怎么预防调理

你吃饱了，但你的细胞还在挨饿。隐性饥饿如同隐形杀手，长期潜伏在身体内导致微量营养素缺乏，会诱发一系列慢性疾病。长期隐性饥饿，容易导致高血压、血脂异常、糖尿病等。

糖尿病

平衡膳食，多吃中低 GI 食物

如果常喝含糖饮料、摄入过多精制碳水化合物、常吃夜宵、摄入太多饱和脂肪、蔬菜摄入不足等，都会影响胰岛素的分泌，引起血糖水平升高。

如果血糖异常或者已经患了糖尿病，首先要做的就是正确安排一日三餐。在提供足够营养的同时尽可能把食物对血糖的影响降到最低。含碳水化合物的食物对血糖的影响最大，一定要科学选择。禁甜食、限水果、选择中低 GI 主食，避免高 GI 食物。

自我检测

（打"√"越多，患糖尿病的概率越大）

1. 觉得口干，总想喝水 ☐
2. 经常尿频 ☐
3. 容易患牙周疾病 ☐
4. 饭量很大，容易饥饿 ☐
5. 无故体重下降或变胖 ☐
6. 喜欢吃甜食，总是戒不掉 ☐
7. 高膳食纤维食物很少吃 ☐
8. 皮肤瘙痒、伤口难愈合 ☐
9. 经常感到疲劳、乏力 ☐
10. 视力减退 ☐

糖尿病的判定标准

有典型糖尿病症状（口渴多饮、多尿、多食、不明原因的体重下降）且随机血糖 ≥ 11.1 毫摩 / 升，或空腹血糖（FPG）≥ 7 毫摩 / 升，或糖化血红蛋白（HbA1c）≥ 6.5%，就可以确诊为糖尿病了。无典型糖尿病症状的人另日重复测定帮助确诊。

食物多样化，谷薯是基础

人体所需的全部营养素不可能只从某一种或几种天然食物中获得，所以平衡膳食很重要，要保证食物多样化，只有这样才能满足人体需要，促进身体健康。为了平衡膳食，日常要注意食物搭配，尽量做到主食粗细搭配，副食荤素搭配。

五谷杂粮等主食不仅能为人们提供碳水化合物、膳食纤维、维生素、矿物质，还可以增加饱腹感，尤其是玉米、燕麦、荞麦等粗粮，应作为饮食的基础。

水果是日常饮食中的重要组成，但对于糖尿病患者来说，吃不吃水果一直很纠结。其实如果血糖控制较好，空腹血糖在 7.0 毫摩 / 升以下、餐后 2 小时血糖在 10 毫摩 / 升以下、糖化血红蛋白在 7.0% 以下，且病情稳定、不常出现低血糖的糖尿病患者是可以吃水果的。但要在营养师指导下选用含糖量低的水果，同时要相应减少主食的摄入量。

蔬菜能够为人体提供矿物质、维生素和膳食纤维，尤其是绿叶蔬菜，所以每天都要吃蔬菜，且要吃够量（300 ~ 500 克）。

协和营养师说

血糖偏高者吃水要注意这 3 点

1 水果不能和正餐一起吃，可作为加餐在上午 10 或下午 4 点左右食用。

2 选择含糖量相对低的水果，即低 GI 水果。

3 每天水果量不宜超过 200 克，并相应减少 25 克的主食（生重），以控制每日摄入总热量不变。

多吃中低 GI 和低 GL 食物

根据血糖生成指数（GI）和食物血糖负荷（GL）进行膳食调理，有利于控制血糖。

高 GI ≥ 70

$55 < GL < 70$

中 GI

低 GI ≤ 55

低 GI 食物主要有绿豆、豌豆、芦笋、黄瓜、茄子、菠菜、樱桃、花生、牛奶等。需要注意的是，同种食物采用不同的烹饪手法，GI 值也会有较大的差异。通常情况下，同种食材烹调时间越长，GI 值越高。推荐糖尿病患者掌握以下烹饪技巧帮助控糖：粗粮不细作，制作混合主食；不久煮，减少糊化程度；不要切得太小，蔬菜能不切就不切，豆粒能整粒吃就不要磨；处理水果越简单越好；用醋或柠檬汁调味。

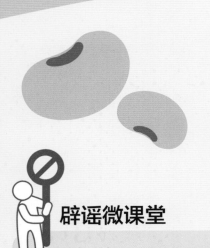

辟谣微课堂

糖尿病患者不能吃细粮

一般来讲，细粮对血糖的影响大于粗粮。但并不是说糖尿病患者就不能吃细粮。细粮的口感好，对胃肠道刺激小，糖尿病患者可以适量食用，但要控制好量，或采用粗细搭配的方式。

误认为吃 ×× 食物可以降糖

很多糖尿病患者都听过吃某种食物可以降血糖的说法，其实这种说法是错误的。食物都含有热量，都有升血糖的作用，只是有些食物能量密度低，

≥20 高 GL

10≤GL<20 中 GL

<10 低 GL

食物血糖负荷（GL）=
（GI × 碳水化合物的克数）/100

高 GI 食物并非绝对禁止，但需要控制量。例如西瓜的 GI 值是 72，100 克西瓜中的碳水化合物是 5.5 克，那么吃掉这 100 克西瓜后食物血糖负荷 GL=72×5.5/100 ≈ 4。可以看出，西瓜的 GI 值虽然很高，但 GL 值很低，因此只要控制食用量，对血糖的影响并不大。当然，GI 和 GL 的值越低越好。

升血糖的力度小、速度缓，但总体趋势还是使血糖升高，因此食物是不可能起到降血糖作用的。

减少简单糖的摄入

1 警惕面包、饼干、点心等食物中的蔗糖。

2 不喝含糖饮料，避免蜂蜜，烹调时尽量不放糖。

3 喝不加糖的牛奶或者无糖酸奶。

热衷无糖食品

很多糖尿病患者认为无糖食品不含糖，可以随便吃，这是一个认识误区。无糖食品虽然在生产中不添加蔗糖等简单糖，但食品自身含有淀粉，在人体内会转化为葡萄糖，吃多了同样会使血糖升高。另外，很多所谓的"无糖食品"可能热量、脂肪含量更高。

严选食材

苦瓜

含有一种叫"苦瓜苷"的物质，这种物质具有一定的降血糖功效，对胰岛有保护作用。有人称之为"植物胰岛素"。糖尿病患者做菜时可适当多选用苦瓜。

三文鱼

富含 DHA，DHA 是一种 ω-3 脂肪酸，具有降血脂和抗炎的功效，有助于减少糖尿病脂代谢紊乱，减轻糖尿病患者因血糖高对组织器官的损害。

豆腐

富含蛋白质、钙等营养，生糖指数低，能帮助调控血糖，适宜糖尿病患者常食。

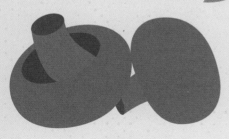

香菇

所含的香菇多糖能够调节糖代谢，促进肝糖原合成，减少肝糖原分解，减轻糖尿病症状。

荞麦

富含的铬能增强胰岛素的活性，是重要的血糖调节剂。此外，荞麦中含有的芦丁对于改善糖尿病患者血管的健康很有益处。

高血压

限盐补钾，控制热量

现在，不少年轻人口味都很重，烹调时喜欢放大豆酱、酱油、豆瓣酱等，不知不觉就偏咸了，而钠盐摄入过高会导致血压升高；加上快节奏的生活导致压力过大，会使动脉血管保持收缩状态，很容易形成高血压。高血压是心血管疾病中最常见的一种慢性病，主要表现为头晕、头痛、胸闷、心悸、烦躁、肢体麻木等，不过，在高血压患病早期，不少人没有明显症状。

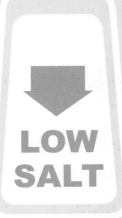

自我检测

（打"√"越多，患高血压的概率越大）

1. 喜欢吃高盐食品　　　　　　　　　□
2. 平日里很少饮水　　　　　　　　　□
3. 体重超标　　　　　　　　　　　　□
4. 快生活节奏，很容易紧张　　　　　□
5. 压力大，无处释放　　　　　　　　□
6. 脾气不好，经常生气　　　　　　　□
7. 说话速度快，声音较高　　　　　　□
8. 睡眠不足，经常失眠　　　　　　　□
9. 经常吸烟、饮酒　　　　　　　　　□
10. 家族有高血压遗传病史　　　　　　□

高血压的判定标准

非同日3次测定收缩压≥140毫米汞柱和/或舒张压≥90毫米汞柱，可诊断为高血压。

饮食清淡，从低盐开始

想要调节偏高的血压，要从改善生活方式做起，其中包括食盐的摄入。

揪出隐藏在食物中的盐

除了食盐以外，很多食物中也潜藏着盐。比如，咸菜、酸菜等腌制食品，火腿肠、午餐肉、牛肉干等加工食品，薯条、薯片等膨化食品，酱油、番茄沙司、蛋黄酱、沙拉酱、味噌、咖喱等调味品，过量食用同样会导致食盐超标。特别值得注意的是，面条中（各种拉面、挂面、切面等）含盐量也不少，又容易被人忽视，更应该提高警惕。

如果烹调时加了酱油、鸡精等，则要减少盐的用量，如果食用了咸菜、午餐肉等食物，应减少炒菜时的用盐量。

一般普通人每日盐摄入量应在 6 克以下，高血压患者应控制在 5 克以下，病情较重、有并发症者需控制在 3 克以下。

少吃盐的窍门

1 最后放盐
这样盐分散于菜肴表面还没来得及渗入到内部，吃上去咸度够了，又可以少放盐。

2 适当加醋
酸味可以强化咸味，哪怕放盐很少，也能让咸味突出。醋还能促进消化、提高食欲，减少食材维生素的损失。柠檬、柚子、橘子、番茄等酸味食物也可以增加菜肴的味道。

3 利用油香味增强味道
葱、姜、蒜等经食用油爆香后产生的油香味，能增加食物的可口性。

4 不喝汤底
汤类、煮炖的食物，盐等调味料往往沉到汤底，因此汤底最好不喝，以免盐摄入过多。

协和营养师说

减盐，可分阶段逐渐递减

人一旦养成清淡的口味，再吃咸的东西就会不习惯。但口味变清淡过程一定要逐渐改变、逐渐适应。如果最初每天吃盐 10 克，可逐渐递减为 8 克，适应一段时间后再减至 6 克、4 克，不要一下子减盐，以免破坏体内水钠平衡。尤其对于老年人来说，自身水分调节能力下降，骤减盐分会影响血流量，容易引发脑梗死。

钾、钙、镁、膳食纤维，促进钠排泄

K

补钾可以帮助身体排出钠，从而有利于控制血压，增强血管弹性。可适当多食柿子椒、西葫芦、冬瓜、香蕉等来补充。

Mg

镁是维持心脏正常运转的重要元素，体内镁含量不足会导致血管收缩，进而使血压上升。可常食燕麦、糙米、紫菜、海带、花生、核桃、牛奶、大豆、鲤鱼、香蕉等。

Ca

钙有助于保持血压稳定。每天要喝足够的牛奶或酸奶，也可以吃等量的奶酪等。其次，大豆及其制品、油菜、雪菜等也有助于补钙。

DF

膳食纤维可帮助排出体内多余的钠，还能帮助保持血管弹性，对调控血压有益。可常食大豆、红豆、燕麦、荞麦、魔芋、薯类、海带等。

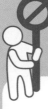

辟谣微课堂

高血压患者不能吃蛋黄

由于蛋黄中含有较高的胆固醇，于是出现了高血压患者忌食蛋黄的说法。科学证明，这种说法并不十分确切。蛋黄中含有丰富的卵磷脂，可以防止胆固醇在血管壁沉积，降低血液黏度，促进血液循环，对调控血压有好处。高血压患者到底能不能吃蛋黄要根据自己的病情而定，如不合并高胆固醇血症，每天吃1个即可。如果合并高胆固醇血症或有动脉粥样硬化时，则应加以限制，每周吃 3 ~ 4 个即可。

绿茶能降压，多多益善

医学研究发现，绿茶中含有黄酮类抗氧化物质，平时适量饮用可以减少患高血压的概率。但这并不意味着喝绿茶多多益善，高血压患者饮茶必须适量，而且忌饮浓茶，因为浓茶可能引起大脑兴奋、失眠、心悸等不适。此外，服用降压药期间也不宜饮用绿茶，以免降低药效。

严选食材

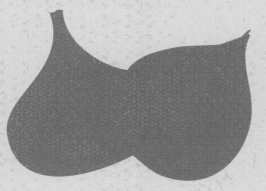

洋葱

含有的二硫化合物有抑制胆固醇合成的作用，且含有钾等，对血管有保护作用。

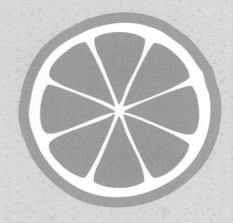

橙子

含有维生素C、胡萝卜素、钾等营养，能帮助稳定血压，保护血管健康。

香蕉

含有丰富的钾，可维持体内钠钾平衡，使神经肌肉保持正常的生理功能，对调控血压有益。

燕麦

含有丰富的膳食纤维，能帮助吸附体内的钠，将多余的钠排出体外，从而降低血压；还含有亚油酸，可维持血流畅通，降低血压。

血脂异常

远离反式脂肪酸，补充膳食纤维

如果平时大量食用高胆固醇食物、高糖食物等，很容易导致血脂异常。血脂异常可表现为头晕、失眠、易疲劳、胸闷、体重增加等，不过很多血脂异常患者往往没有任何不适，只有通过血液检查才能发现，隐蔽性极强。

自我检测

（打"√"越多，患血脂异常的概率越大）

1. 喜欢吃肥肉、五花肉 ☐
2. 蔬菜、水果摄入严重不足 ☐
3. 做菜时，爱用动物油 ☐
4. 每天的饮水量不足 ☐
5. 喜欢吃精白米面，不爱吃粗粮 ☐
6. 饮酒、吸烟，且没有节制 ☐
7. 喜欢吃油炸食品 ☐
8. 经常食用动物内脏、鱼卵 ☐
9. 久坐不动，缺乏锻炼 ☐
10. 家族有血脂异常遗传病史 ☐

血脂异常诊断标准（单位：毫摩/升）

项目	总胆固醇	低密度脂蛋白胆固醇	高密度脂蛋白胆固醇	甘油三酯	非高密度脂蛋白胆固醇
血脂异常	≥ 6.2	≥ 4.1	≥ 4.9	≥ 2.3	≥ 1.55

注：数据参考《中国成人血脂异常防治指南（2016 年修订版）》

减少饱和脂肪酸和反式脂肪酸

选择鱼、去皮禽肉、瘦肉、大豆及其制品等优质蛋白质食物

膳食中增加优质蛋白质的供给，可以平衡脂肪、碳水化合物、蛋白质的比例，有利于调节血脂。蛋白质的来源非常重要，含优质蛋白质的食物有蛋类、瘦肉类、去皮禽肉、鱼类、坚果类、大豆及其制品等。

远离饱和脂肪酸和反式脂肪酸

饱和脂肪酸是影响血脂的主要因素，可以导致血清总胆固醇和低密度脂蛋白胆固醇（坏胆固醇）水平的升高。要尽可能减少饱和脂肪酸的摄入，其最大摄入量应小于总热量的10%。日常饮食中，应做到：在烹调前将肥肉剔除，撇去凝固在菜肴、汤羹表面的油脂。

蛋糕、蛋挞、油炸食品等富含反式脂肪酸，会导致血液中总胆固醇和甘油三酯的含量升高，因此要少吃这类食物。

多吃新鲜的深色蔬菜，促进脂肪代谢

与浅色蔬菜相比，深色蔬菜中含有更多的膳食纤维和具有抗氧化功效的植物化学物，有利于脂肪代谢。常见的深色蔬菜有菠菜、油菜、芹菜、西蓝花、茼蒿等。

● 协和营养师说 ●

为什么有的人控制饮食还会出现血脂异常

有些人已经意识到血脂异常的危害，转而追求清淡的饮食，但依然有40%的人出现血脂异常。再次提醒大家，要注意饮食中的三大高脂陷阱：坚果食用超标，建议每天坚果不超过一小把；食用高糖高脂水果如牛油果、榴莲等过多，应选择含糖量低且富含水分和膳食纤维的柑橘、梨等水果；素食者摄入过多食用油，每天的油量尽量控制在25～30克。

胆固醇为什么不限量了

研究发现，经膳食摄入的胆固醇仅占体内合成胆固醇的1/7～1/3，且膳食胆固醇的吸收及其对血脂的影响因遗传和代谢状态而存在较大差异。中国营养学会在饮食建议中删去了对膳食胆固醇的上限值，但这并不意味着可以无限制摄入。患有慢性病或血脂偏高的人仍需注意胆固醇摄入不可过多。

富含维生素 C 的低热量水果，促胆固醇降解

　　维生素 C 可促进胆固醇降解，将其转变为胆汁酸，从而降低血清胆固醇水平。应适当选择热量低、维生素 C 含量高的水果，如番石榴、猕猴桃、草莓、木瓜、葡萄等。

鲜枣	**243** 毫克
番石榴	**65** 毫克
猕猴桃	**62** 毫克
草莓	**47** 毫克
木瓜	**43** 毫克

注：维生素 C 含量高的水果
（每 100 克可食部）

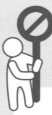

辟谣微课堂

血脂异常的人最好饮食无油、改吃素

很多人认为血脂异常是吃油多造成的，带点儿油的东西都不沾。这种认识过于片面。因为适量的油不仅能提供人体所需的脂肪酸，促进人体吸收维生素等有益物质，还能预防胆结石。即便在节食减肥的时候，每天也需要至少 20 克膳食脂肪才能维持胆汁的正常分泌。另外，如果膳食脂肪摄入不足，会导致脂肪酸缺乏，损害皮肤健康。

不沾荤腥并不能保证一定会使血脂下降。如果所有的动物性食物都不吃，就很容易饥饿，从而吃较多的主食甚至甜食，更容易导致甘油三酯升高。而且长期吃素也容易造成铁、钙、B 族维生素、蛋白质等的缺乏。

胆固醇摄入越少越好

胆固醇过多对身体不好，会引起心血管疾病，但胆固醇不足同样会对健康产生不利影响。胆固醇是人体维持健康不可缺少的物质，是构成细胞膜的主要成分。人体免疫系统只有在胆固醇的协作下，才能完成其防御感染、自我稳定和免疫监视三大功能。好胆固醇可以将血液中多余的胆固醇转运到肝脏，将其分解成胆酸盐排出体外，从而形成一条血脂代谢的专门途径，又称"逆转运途径"。

严选食材

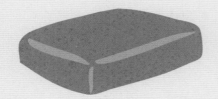

魔芋

含有的膳食纤维在肠胃中吸收水分后膨胀，增加饱腹感，延缓脂肪吸收，从而使血脂水平逐渐下降。

红薯

含有的胡萝卜素、维生素 C 具有抗氧化作用，且富含膳食纤维，对预防动脉粥样硬化有一定作用。

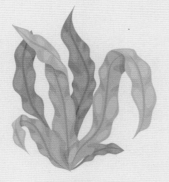

海带

含有不饱和脂肪酸、多糖类、褐藻酸等物质，对清除附着在血管壁上的胆固醇有益，并能帮助降低血中胆固醇和甘油三酯。

绿豆芽

含有维生素 C、钾，可促进胆固醇排泄，防止胆固醇在动脉内壁沉积；绿豆芽还富含膳食纤维，可以与食物中的胆固醇相结合，并将其转化为胆酸排出体外，帮助降低胆固醇水平。

金枪鱼

含有的 EPA、蛋白质、牛磺酸均有降低总胆固醇的功效，能有效减少血液中的坏胆固醇，增加好胆固醇。

肥胖

限制热量，最好能入不敷出

日常饮食中，摄入过多脂肪、不爱运动，加上身体代谢变慢，就很容易体重超标，造成肥胖。肥胖不仅影响体形，还影响健康，很容易导致各种慢性病，如糖尿病、高血压、血脂异常、关节炎等。

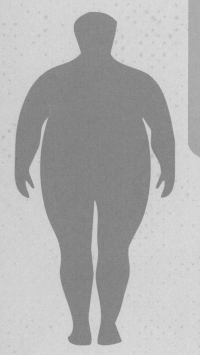

自我检测

（打 "√" 越多，患肥胖的概率越大）

1. 喜欢吃油炸食品、速食　　　　　□
2. 主食以精白米面为主　　　　　　□
3. 常吃外卖和洋快餐　　　　　　　□
4. 大肚腩　　　　　　　　　　　　□
5. 很少吃蔬菜、水果　　　　　　　□
6. 不爱运动　　　　　　　　　　　□
7. 稍微爬楼梯就会喘　　　　　　　□
8. 很少走路，常常以车代步　　　　□
9. 便秘　　　　　　　　　　　　　□
10. 容易劳累、犯困　　　　　　　　□

肥胖的判定标准

1. BMI= 体重（千克）÷ 身高的平方（米^2），BMI < 18.5 为消瘦，18.5 ≤ BMI < 24 为正常体重，24.0 ≤ BMI < 28 为超重，BMI ≥ 28.0 为肥胖。
2. 腰臀比 = 腰围（厘米）÷ 臀围（厘米），男性腰臀比 > 0.9，女性 > 0.8，便是腹型肥胖。
3. 成年人的体脂率正常范围是女性18% ~ 22%，男性10% ~ 20%。若体脂率过高，男性超过正常值的 25%，女性超过正常值的 30%，就可视为肥胖。

减少主食的摄入

肥胖者应限制总热量，主食可以相对减少三分之一的量。需要注意的是减少主食并不意味着不吃主食。主食中含有丰富的碳水化合物，不吃主食，体内的热量就会减少，这样一来就会动用蛋白质和脂肪以产生热量，不仅不利于减肥，还会导致大脑退化、衰老等症。但油条、炸糕、白面包、饼干、蛋黄派、麻团等高热量主食或谷物制品不利于减肥，应尽量避免。

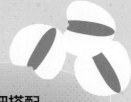

粗细搭配

粗粮可以增加饱腹感，饮食粗细搭配能够帮助减少食物的摄取量，从而减少热量摄入。

改变进餐顺序

肥胖人群可以按照水/汤、蔬菜、豆制品、少量肉、主食的顺序进食，这样也会帮助减少进餐量，从而达到减肥的目的。

避免随意饮食

随意吃进去的食物，尤其是零食，容易造成热量超标，所以肥胖患者要尽量避免随意饮食。

核心原则：造成热量负平衡

肥胖分为单纯性肥胖和继发性肥胖，前者占肥胖患者的99%以上。对于单纯性肥胖患者来说，减肥的核心原则就是造成热量负平衡，也就是让吃进去的食物产生的热量小于人体消耗的热量，即让热量入不敷出。

要减重，每顿少吃"一口饭"

　　对于肥胖人群来说，每天减少 2% 的进食量，一年就可以减掉 1.5 千克的体重。其实 2% 的食物也就是"一口饭"的量。如 1 个水饺、1 片饼干、8 颗开心果、11 粒花生米、4 个核桃仁、1/4 根香蕉等。

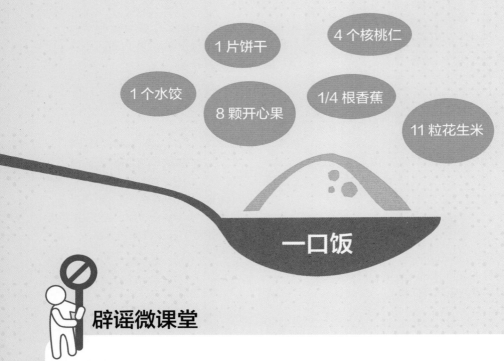

辟谣微课堂

脂肪吃得越少越容易瘦

脂肪是三大产热营养素中产热最高的，1 克脂肪可产生 9 千卡热量，碳水化合物和蛋白质均为 4 千卡。减肥时限制脂肪摄入是对的，但并不是摄入越少越好。脂肪本身是供能物质，且有较强的饱腹感，还有助于脂溶性维生素的吸收利用。限制膳食的总热量比单纯限制脂肪摄入更科学。

存在越吃越瘦的负卡路里（热量）食物

食物中能够提供热量的营养素有三种：碳水化合物、脂肪和蛋白质，这三种营养素的吸收都要消耗热量。脂肪的食物热效应占其热量的 4% ～ 5%，碳水化合物为 5% ～ 6%，而蛋白质要高得多，能达到 30% ～ 40%。可见，哪怕是热效应最高的蛋白质，消化吸收也只用掉三分之一的热量。身体根本就不会做亏本买卖，只要吸收营养成分，就一定会获得热量。也就是说，世界上根本不存在负卡路里食物，只要含有碳水化合物、蛋白质和脂肪，就一定会给身体带来热量。哪怕是黄瓜、芹菜这样的食物，也是有一定热量的。

严选食材

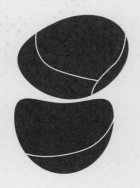

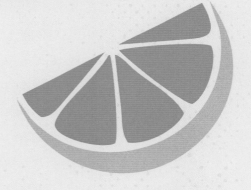

深海鱼

富含优质蛋白质，脂肪含量低，不饱和脂肪酸含量高，能促进脂肪代谢，帮助控制体重。

木耳

热量低，富含可溶性膳食纤维和植物多糖，可以帮助降脂瘦身。

芦笋

是低脂、低糖、高膳食纤维的健康食材。有利于促进肠道蠕动，达到瘦身减肥的功效。

葡萄柚

富含膳食纤维，低糖、高水分、低热量，是瘦身佳品。

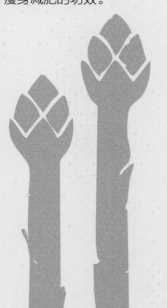

燕麦

富含膳食纤维、B 族维生素、铁、钙等，可以增加饱腹感，减少脂肪堆积。

痛风

低嘌呤，高钾高镁

看看周围 20 ~ 40 岁的人群都在吃什么：大量饮酒，饮料不离手，爱吃肉、动物内脏和海鲜……饮食结构不健康、不科学，经常吃高嘌呤的食物是高尿酸血症和痛风年轻化的一大原因。

自我检测
（打"√"越多，患痛风的概率越大）

1. 身体肥胖 □
2. 每周做几次剧烈运动 □
3. 不喜欢喝水 □
4. 非常喜欢喝啤酒 □
5. 喜欢吃动物内脏 □
6. 喜欢吃烧烤、火锅 □
7. 喜欢吃肥肉 □
8. 喜欢吃海鲜 □
9. 不喜欢吃蔬菜 □
10. 脚趾痛 □

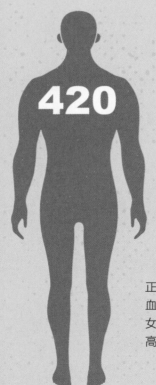

420

360

高尿酸血症的判断标准

正常饮食状态下，非同日 2 次空腹血尿酸水平，男性 > 420 微摩 / 升，女性 > 360 微摩 / 升，即可诊断为高尿酸血症。

多选低嘌呤食物

低嘌呤食物是指每 100 克食物中，嘌呤含量小于 25 毫克。这类食物可以每天食用，作为主餐、主菜、配料等，都是健康的食材选择。

谷薯类
大米、小米、小麦、玉米、土豆、芋头等

蔬菜类
白菜、芥蓝、圆白菜、芹菜、荠菜、韭黄、苦瓜、黄瓜、冬瓜、丝瓜、南瓜、茄子、胡萝卜、白萝卜、柿子椒、洋葱、番茄、莴笋等

水果类
梨、苹果、橙子、菠萝、葡萄、樱桃、木瓜、柠檬等

蛋奶类
鸡蛋、鸭蛋、牛奶等

水产类
海参、海蜇等

其他类
苏打饼干、麦片、茶等

为了避免长期过度低嘌呤饮食导致营养缺乏，除了低嘌呤食物外，中嘌呤食物也要适当食用。降低中嘌呤食物的嘌呤含量的方法：肉类先将其切小块，再沸水焯烫；蔬菜焯烫后烹调食用。因为嘌呤易溶于水，只要是"过水"处理，均能减少嘌呤含量。

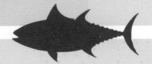

Mg　补充镁和钾　K

镁帮助调节尿酸代谢。可常食黑米、海参、玉米、芝麻、荞麦等富含镁的食物。

钾帮助减少血中尿酸含量。可常食土豆、绿叶菜、香蕉、木耳等来补充。

多喝水，促进尿酸排泄

多喝水可以促进尿酸排出，预防尿酸性肾结石的发生。对于痛风患者而言，最安全和健康的饮料就是白开水，辅助喝一些淡茶水也是可以的。

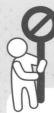

辟谣微课堂

痛风患者一点肉都不能吃

很多痛风患者吃肉很少，甚至几乎不吃肉，整天吃素。长期不摄入肉类，营养失衡，导致各组织器官功能下降，嘌呤代谢能力也随之下降。这就是为什么有的痛风患者最后连吃青菜都会复发的原因，所以均衡饮食很重要。痛风患者在非急性发作期可以吃肉，但是要控制量，最好是纯瘦肉，切成薄薄的片焯水，去掉大部分嘌呤后再烹饪食用。

海产品一律禁食

海产品包括动物性海产品和植物性海产品。痛风患者能否食用海产品，主要决定于食物中的嘌呤含量。比如同样是动物性海产品的海蜇和海参，其嘌呤含量分别只有 9.3 毫克 /100 克和 4.2 毫克 /100 克，比青菜的嘌呤含量还要低。所以，这些嘌呤含量低的海产品，痛风患者完全可以吃。海藻的嘌呤含量也不高，且富含膳食纤维，痛风患者适量食用对改善心脑血管疾病也有好处。所以，痛风患者可选择食用嘌呤含量低的海产品。

不能吃豆制品

有些痛风患者认为豆类嘌呤高，连豆制品一起都禁了。其实，将豆类做成豆制品，经过一系列工序，嘌呤含量会降低，是可以适当食用的。如做豆腐需要水的参与，制成后，其嘌呤含量已经大大降低，痛风患者可以食用；豆浆的制作要加大量水，豆子中的嘌呤已被稀释，而且每日喝豆浆的量不会很大，不会引起嘌呤的明显增加。

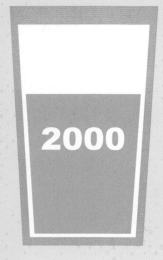

痛风患者每天的饮水量应达到2000毫升。

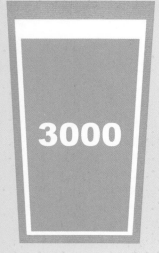

在急性发作期或伴有肾结石者，每天可饮水3000毫升，以保证排尿量，有利于尿酸的排出。

严选食材

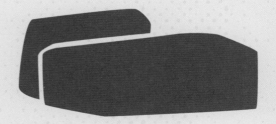

黄瓜

富含水分，可帮助机体排出多余的尿酸。黄瓜含有的丙醇二酸可抑制糖类转化为脂肪，还可以帮助降低血胆固醇。

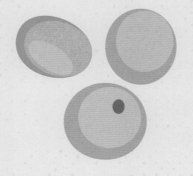

小米

高钾低钠，有利于体内水液代谢，帮助肾脏排尿酸。此外，小米还是低嘌呤食物，经常食用对预防和调理痛风有益。

冬瓜

有利小便、利湿祛风的功效，有助于降低血尿酸水平，预防关节疼痛。

脱脂奶

富含优质蛋白质，低脂肪。而且牛奶属于低嘌呤食物，适合高尿酸血症及痛风患者用来补充蛋白质。

猪血

富含优质蛋白质，容易被人体吸收，且嘌呤含量很低，还富含铁等，很适合痛风患者食用。

骨质疏松

维生素D 积极补钙和

人体的骨量在35岁时达到顶峰，之后会慢慢下降，所以要积极预防骨质疏松。骨质疏松的发生与钙、磷、维生素D、维生素C、维生素K等的缺乏密切相关。这些营养素大部分都可以通过饮食来获取，所以合理饮食在很大程度上能够预防骨质疏松。

自我检测

（打"√"越多，患骨质疏松的概率越大）

1. 经常出现腰背疼痛 ☐
2. 很少摄取奶及奶制品 ☐
3. 很少吃海产品 ☐
4. 脊椎出现畸形如驼背，或身高缩水 ☐
5. 很少吃大豆及其制品 ☐
6. 经常喝碳酸饮料 ☐
7. 更年期女性 ☐
8. 不爱运动 ☐
9. 较少晒太阳 ☐
10. 经常抽烟、饮酒 ☐

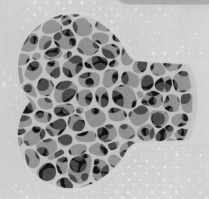
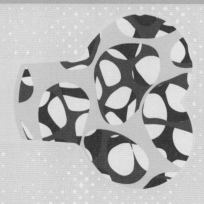

钙和维生素 D 可改善骨骼健康

人体只有获得足够的钙才能维持骨骼结构的稳定，而维生素 D 对维持钙的平衡发挥了关键性作用。维生素 D 能够促进钙吸收，在骨组织钙化过程中起重要作用。

Ca

富含钙的食物有牛奶、奶酪、酸奶等，另外豆制品、芝麻、虾皮、海带、油菜、菠菜等钙含量也较高。平时可以通过食用富含钙的食物补钙。如果缺钙严重，必要时可服用钙剂。

VD

维生素 D 在食物中并不容易获取。维生素 D 最简单、成本最低的获取方式是晒太阳。日常生活中每天接受 30 分钟左右的日光照射可以促进维生素 D 的合成。此外，深海鱼、蛋黄、香菇也可以为身体补充维生素 D。

协和营养师说

多吃蔬菜也有利于补钙

很多人都误以为蔬菜跟补钙关系不大，很少注意补充蔬菜。实际上，蔬菜不仅含有大量的钾、镁等元素，也含有一定量的钙。特别是绿叶蔬菜，如小油菜、小白菜、芥蓝、菠菜等，都是不可忽视的补钙蔬菜。

补充镁、维生素C、优质蛋白质

Mg

除钙和磷外，镁也是构成骨骼的重要元素之一。人体60%～65%的镁存在于骨骼中。镁不足也会影响骨结构的完整性，造成骨强度下降。

深色蔬菜（尤其是菠菜、韭菜、芹菜等）、粗粮、坚果种子、香蕉等均富含镁。

VC

维生素C是形成胶原蛋白的重要辅助因子，缺乏维生素C会使胶原组织合成受阻。骨胶原是骨骼有机质的重要成分，所以维生素C对于骨骼的健康也是至关重要的。维生素C在蔬果中大量存在，如甜椒、圆白菜、猕猴桃、橙子、鲜枣等。

Pr

蛋白质是组成骨骼有机质的基础物质，长期缺少蛋白质会降低血浆蛋白水平，不利于骨基质蛋白质的合成，也不利于新骨的形成，会增加骨质疏松的风险。

富含优质蛋白质的食物有牛奶、蛋类、瘦肉、去皮禽肉、鱼类等。

烟、酒、浓茶等会增加钙流失

长期吸烟会影响骨质高峰的形成，造成骨质丢失，而这种危害往往要到中老年才能表现出来。

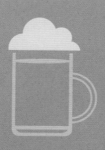

酒精会减少骨内钙盐的沉积，久而久之易引发骨质疏松。想预防骨质疏松，就要避免过度饮酒。

饮用碳酸饮料时，部分二氧化碳会分解为碳酸根离子和氢离子。碳酸根离子可与钙离子形成碳酸钙，使钙无法在骨骼上沉积；氢离子会置换走骨中的钙，影响骨骼发育。

大量饮用浓茶和咖啡会增加尿钙排泄，造成身体内的钙流失，进而导致骨质疏松。

植物化学物

食物中的健康卫士

番茄、南瓜、葡萄等蔬果都富含植物化学物。植物化学物不是维持机体生长发育所需的营养物质，但对维护人体健康、调节生理功能和预防疾病发挥着重要作用。这里介绍几种较为重要的植物化学物，日常饮食应注意摄取。

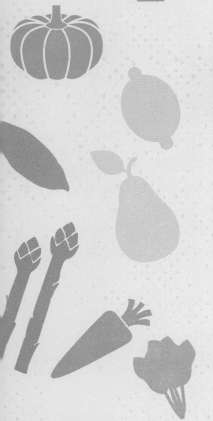

花青素
有益眼睛健康

对身体的好处

- 可促进视网膜视紫质的合成，缓解视疲劳，预防近视。
- 促进皮肤健康。
- 帮助抑制炎症和过敏，有慢性炎症者应多摄取。
- 是一种强抗氧化剂，对抗自由基，避免肌肤暗黄、松弛。

这些食物中含量多

樱桃、蔓越莓、蓝莓、葡萄、紫薯、紫甘蓝等。

儿茶素
抗氧化、抗菌

对身体的好处

- 抗氧化，具有良好的抗辐射作用。
- 能抑制病菌，修复细胞。
- 可帮助淡化黄褐斑，并具有一定的美容功效。

这些食物中含量多

绿茶、蔓越莓、桃等。

黄酮类
美容增效剂

对身体的好处

- 清除体内自由基，抗氧化，美白、抗菌、增强抗病力。
- 抗肿瘤，预防胃癌、结肠癌、肺癌等。
- 降低血清胆固醇浓度。

这些食物中含量多

柠檬、橘子、苹果、柿子椒、胡萝卜、洋葱等。

番茄红素
使皮肤白皙

对身体的好处

- 抗氧化，保护细胞，抗衰老，使皮肤保持白皙。
- 预防前列腺癌、卵巢癌、肺癌、乳腺癌等。

这些食物中含量多

番茄、西瓜、葡萄柚、血橙等。

叶黄素
保护视力

对身体的好处

- 能清除血管中的自由基，加快新陈代谢。
- 保护视网膜，预防视网膜老化。

这些食物中含量多

芥蓝、菠菜、芦笋、莴笋、猕猴桃等。

植物固醇
降低血清胆固醇

对身体的好处

- 帮助降低血清胆固醇。
- 降低血液黏度。
- 抗氧化。
- 调节免疫。

这些食物中含量多

植物油（香油、菜籽油、大豆油等），坚果种子（核桃、腰果、花生等），豆类（黄豆等）。

玉米黄素
让眼睛更明亮

对身体的好处

- 维持视力健康，减缓视疲劳。
- 抗氧化，保护心血管健康。

这些食物中含量多

玉米、柿子、南瓜、菠菜等。

蒜素
抗菌、抗感染、降血脂

对身体的好处

- 具有抗菌作用，有助于预防感冒、感染。
- 调血脂。
- 激活体内免疫细胞的生物活性，识别、吞噬癌细胞。

这些食物中含量多

大蒜、韭菜、洋葱、葱等。

平衡膳食模式
中国居民膳食宝塔

　　中国居民平衡膳食宝塔是以《中国居民膳食指南》为依据，结合中国居民膳食的实际情况制定的，目的在于把指南的各项原则用简单的形式展现出来，方便人们践行。

 奶及奶制品
300克

 水
1500 ~ 1700毫升

 蛋类
40 ~ 50克

 大豆及坚果类
25 ~ 35克

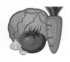 蔬菜类
300 ~ 500克
（深色蔬菜占一半）

 水果类
200 ~ 350克

 谷薯类
250 ~ 400克

 全谷物和杂豆
50 ~ 150 克

 薯类
50 ~ 100克

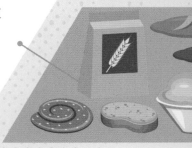

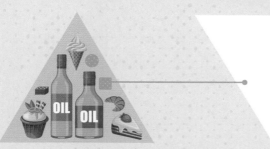

盐
6克
一啤酒瓶盖盐 ≈ 6 克

油
25 ～ 30克

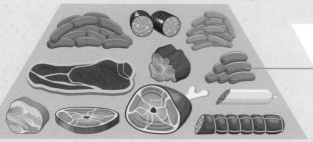

畜禽肉
40 ～ 75克

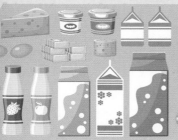
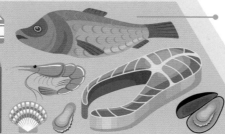

水产品
40 ～ 75克

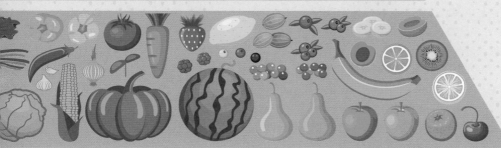

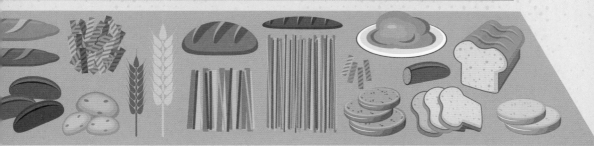

图书在版编目（CIP）数据

隐性饥饿 / 李宁编著 . — 北京：中国轻工业出版
社，2021.8
ISBN 978-7-5184-3500-5

Ⅰ . ①隐…　Ⅱ . ①李…　Ⅲ . ①饮食营养学　Ⅳ .
① R155.1

中国版本图书馆 CIP 数据核字（2021）第 090530 号

责任编辑：付　佳　　　　责任终审：李建华　　整体设计：悦然文化
策划编辑：翟　燕　付　佳　责任校对：晋　洁　　责任监印：张京华

出版发行：中国轻工业出版社（北京东长安街 6 号，邮编：100740）
印　　刷：北京博海升彩色印刷有限公司
经　　销：各地新华书店
版　　次：2021 年 8 月第 1 版第 1 次印刷
开　　本：710×1000　1/16　印张：12
字　　数：200 千字
书　　号：ISBN 978-7-5184-3500-5　定价：58.00 元
邮购电话：010-65241695
发行电话：010-85119835　传真：85113293
网　　址：http://www.chlip.com.cn
Email：club@chlip.com.cn
如发现图书残缺请与我社邮购联系调换
191356S2X101ZBW